பிரசவ கால பாதுகாப்பு

பிரசவ கால பாதுகாப்பு

டாக்டர் டி. காமராஜ்
டாக்டர் கே.எஸ். ஜெயராணி காமராஜ்

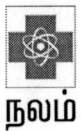

நலம்

பிரசவ கால பாதுகாப்பு
Pirasava Kaala Paadhukaappu
Dr. T. Kamaraj / Dr. K.S. Jayarani Kamaraj ©

First Edition: June 2008
136 Pages
Printed in India.

ISBN: 978-81-8368-791-1
Title No. Nalam 052

Nalam Veliyeedu
177/103, First Floor,
Ambal's Building, Lloyds Road,
Royapettah, Chennai 600 014.
Ph: +91-44-4200-9603

Email : support@nhm.in
Website : www.nhm.in

Cover Photograph: © ingret / Shutterstock

Nalam Veliyeedu is an imprint of New Horizon Media Private Limited

This book is sold subject to the condition that it shall not, by way of trade or otherwise, be lent, resold, hired out, or otherwise circulated without the publisher's prior written consent in any form of binding or cover other than that in which it is published and without a similar condition including this the rights under copyright reserved above, no part of this publication may be reproduced, stored in or introduced into a retrieval system, or transmitted in any form or by any means (electronic, mechanical, photocopying, recording or otherwise), without the prior written permission of both the copyright owner and the above-mentioned publisher of this book.

கர்ப்பக் காலத்தில் குழந்தைக்கு ஆக்ஸிஜன், உணவு ஆகியவை தாயின் ரத்தத்தில் இருந்துதான் அனுப்பப்படுகின்றன. எனவே, தாய்க்கு கூடுதலான ரத்த உற்பத்தி இருக்க வேண்டும். இதைப் பூர்த்தி செய்வதற்கு பழங்கள், கீரைகள் ஆகியவற்றை அதிகமாகச் சாப்பிட வேண்டும். மருத்துவர் பரிந்துரைப்படி ஃபோலிக் அமில மாத்திரைகள், இரும்புச் சத்து மாத்திரைகள் போன்றவற்றை எடுத்துக்கொள்ளலாம்.

உள்ளே

முன்னுரை	...	8
1. சுகப் பிரசவம் அமைய...	...	11
2. கர்ப்பக் காலத்தில் கவனிக்க வேண்டியவை	...	20
3. கர்ப்பத்தைப் பாதிக்கும் பிரச்னைகள்	...	27
4. கர்ப்பக் காலத்தில் எதிர்பாராத நிலைகள்	...	43
5. பிரசவத்துக்குத் தயாராதல்	...	53
6. பிரசவ வகுப்புகள்	...	67
7. கர்ப்பத்தோடு சேர்ந்து வருபவை	...	75
8. குழந்தை நலமாகப் பிறக்க பயிற்சி முறைகள்	...	85
9. பிரசவம்	...	100
10. பின்பேறு கால பாதுகாப்பு	...	116
பிற்சேர்க்கை	...	131

முன்னுரை

வாழ்த்துகள். நீங்கள் அம்மாவாகப் போகிறீர்கள் அல்லவா-

இந்த இனிமையான நிகழ்வை அடைவதற்காக நீங்கள் கடந்துவந்த பாதையைக் கொஞ்சம் திரும்பிப் பாருங்கள்.

திருமணமான பிறகு உடனடியாகவோ, நீண்ட காலம் கழித்தோ அல்லது பல்வேறு சிகிச்சை முறைகளை மேற்கொண்டு அதற்காக நிறைய பணத்தைச் செலவழித்தோ கருத்தரித்திருக்கலாம்.

எப்படியிருந்தாலும் இது இனிமையான, சுகமான பயணம். இந்தப் பயணம் இறுதிவரை சுமையாக இல்லாமல் சுலபமாக இருப்பதற்காக, உங்கள் ஆசைக் கனவுகள் கலைந்து போகாமல், சுகமாக குழந்தைப் பெறுவதற்கான வழிமுறைகளை ஆராய்ந்திருப்பீர்கள்.

ஆனால், அவற்றை தொடர்ந்து பின்பற்றி வருகிறீர்களா? நீங்கள் பின்பற்றவும், ஆராய்ந்து பார்க்கவும் வசதியாக இந்தப் புத்தகத்தை உங்களுக்கு அர்ப்பணிக்கிறோம்.

கர்ப்பக் காலச் சிக்கல்கள் ஒவ்வொன்றும் உங்கள் பிரசவ காலத்தில் எதிரொலிக்கும். முறையாக கர்ப்பக் கால பாதுகாப்பை செய்துகொள்ளாதவராக இருந்தால் பேறுகாலத்தின் போது கடினப் பேறு, குழந்தை இழப்பு முதல் பல சிக்கல்களைச் சந்திக்கலாம்.

நீங்கள் நம்பமாட்டீர்கள். பெண் குழந்தைகளைவிட ஆண் குழந்தைகள்தான் பலருக்கு உருவாகின்றன. அதே சமயம், ஆண் குழந்தைகள்தான் கருச்சிதைவால் அதிகம் இறந்து விடுகின்றன.

99 சதவீத பெண்கள் எந்தவித சிக்கலும் இல்லாமல் குழந்தை பெற்றுக்கொள்கிறார்கள். அவர்களுள் ஒன்றிரண்டு பேர் மட்டுமே கர்ப்பத்தை முழுவதுமாகக் கொண்டுசெல்ல முடியாமலும், பிரசவ காலச் சிக்கல்களாலும் பாதிக்கப் படுகிறார்கள். அந்த ஒன்றிரண்டு பேர்களில் நீங்களும் ஒருவராக இருக்கக் கூடாது என்கிற அக்கறையினால்தான், சுலபமான பிரசவம் நிகழ, கர்ப்பக் காலத்தில் என்ன வெல்லாம் செய்யவேண்டும் என்பதைப் பற்றி எழுதி இருக்கிறோம். பிரசர கால பாதுகாப்பு என்ற இந்தப் புத்தகம், நிச்சயம் உங்களுக்குப் பயன் தரும் என நம்புகிறோம்.

அன்புடன்,

டாக்டர் டி. காமராஜ்
டாக்டர் கே.எஸ். ஜெயராணி காமராஜ்
ஆகாஷ் குழந்தையின்மைக்கான நவீன சிகிச்சை மையம்
எண்.10, ஜவஹர்லால் நேரு சாலை,
வடபழனி, சென்னை - 600 026.
போன்: 044-24726666, 24733999, 24816667, 24720202

1

சுகப் பிரசவம் அமைய...

வருமுன்னர்க் காவாதான் வாழ்க்கை எரிமுன்னர் வைத்தூறு போலக் கெடும்.

- இந்தக் குறளை நீங்கள் படித்திருக்கலாம்.

ஒரு பிரச்னை வருவதற்கு முன்னரே அதிலிருந்து தப்பித்துக்கொள்ளும் வழிமுறைகளை மேற் கொள்ளாதவனுடைய வாழ்க்கை, நெருப்பின் முன் வைக்கப்பட்ட வைக்கோல்போரைப் போல் விரைந்து அழிந்துவிடும் - இதுதான் அந்தக் குறளின் பொருள்.

பிரசவம் என்பது ஏதோ கருத்தரித்த உடனேயே நிகழ்ந்துவிடும் மாயாஜால வேலை கிடையாது. பத்து மாதம் தாய் தன் உடலையும், தன் சேயின் உடலையும் ஒருசேர பாதுகாத்து, பராமரித்து உயிரைக் கொடுத்து குழந்தையை வெளி யேற்றும் நிகழ்வு.

இந்த நிகழ்வின்போது ஒவ்வொரு தாயும் இனி குழந்தைப் பேறே வேண்டாம் என்ற முடிவுக்கு வந்துவிடுவாள். ஆனால், குழந்தை பெற்ற

மகிழ்ச்சியில் மீண்டும் ஒரு குழந்தை பெற்றுக்கொள்ளலாம் என நினைப்பாள். அப்படியொரு சுகமான சுமை தாங்கும் நிகழ்வு இது.

எந்தவிதமான பிரச்னைகளும் இல்லாமல் சுகமாகப் பிரசவம் நிகழ்வதற்குரிய வழிமுறைகளை அறிந்து பின்பற்றாத கர்ப்பிணியின் கர்ப்பக் கால வாழ்வும் கேடுறும் என்பதையே நாங்கள் வலியுறுத்துகிறோம்.

சிக்கல் இல்லாத மகப்பேறை அடைவதற்கு என்னென்ன விஷயங்களைத் தெரிந்துகொள்ள வேண்டும். எப்போது முதல் எச்சரிக்கையாக இருக்க வேண்டும் என்பதை முதலில் அறிந்துகொள்வது அவசியம்.

முதல் மூன்று மாதங்கள்

கருவுற்ற ஏழாம் நாளுக்குப் பிறகு கருப்பைக்குள் சினை முட்டை பதியமாகி வளர ஆரம்பிக்கிறது. வேகமாக பிரிந்து வளர ஆரம்பிக்கும் செல்கள் பனிக்குடமாகவும், குழந்தை யாகவும் பிரிந்து வளர ஆரம்பிக்கும். இந்த வளர்ச்சி, மனிதனின் இறுதிவரைத் தொடரும்.

கர்ப்பக் காலத்தை மருத்துவர்கள் மூன்று மாத இடைவெளி களாகப் பிரிப்பார்கள்.

முதல் மூன்று மாத காலம் என்பது கருத்தரித்துள்ளோமா, மாதவிலக்கு தள்ளிப்போயிருக்க வேறு ஏதேனும் காரணம் இருக்குமா என்பதிலேயே சந்தேகம் வரும் காலம். மாத விலக்கு தள்ளிய உடனேயே மருத்துவப் பரிசோதனை மேற்கொள்ளவேண்டிய காலக்கட்டம்.

குழந்தையின் உறுப்புகள் தோன்றி வளர ஆரம்பிக்கும் காலக் கட்டமும் இதுதான். இந்தக் காலத்தில், பெண் எந்தவிதமான எச்சரிக்கை உணர்வும் இல்லாமல் நோய்வாய்ப்படுவது, அதற்காக மருந்து மாத்திரைகளை யாருடைய ஆலோசனை யும் இல்லாமல் கடையில் வாங்கிச் சாப்பிடுவது என்றிருந் தால் கருவின் உயிருக்கு ஆபத்தோ, உறுப்புகளில் குறை பாடோ தோன்றும்.

ஆகவே, கர்ப்பிணி எந்த நோயாலும் பாதிக்கப்படக் கூடாது. பாதிக்கப்பட்டாலும் மருந்து மாத்திரைகளை தானாகவோ,

தகுதியில்லாதவர்கள் மூலமாகப் பெற்றோ பயன்படுத்தக் கூடாது என்பதில் கவனமாக இருக்க வேண்டும்.

மாத்திரைகள், கருவின் உறுப்புகளைச் சிதைத்து ஊனமுள்ள குழந்தையை உண்டாக்கும் என்பதால் மாத்திரைகளைச் சாப்பிடும் விஷயத்தில் கவனமாக இருக்க வேண்டும்.

மருத்துவர் ஆலோசனை இல்லாமல் எந்த மாத்திரையையும் பயன்படுத்தக் கூடாது. கர்ப்பக் காலத்தில் அல்லது அதற்கு முன்பு அம்மை நோய், பால்வினை நோய்கள் போன்றவை வந்திருக்கக் கூடாது. பிறவிக் குறைபாடுகளுக்கான காரணிகள் ஆராயப்பட்டிருக்க வேண்டும். இவையும் கருவை பாதிக்கக் கூடியவை.

இந்தக் காலக்கட்டத்தில் வாந்தி, மயக்கம், மசக்கை, விசித்திர மான பொருள்களின் மீது ஆசை ஏற்படுதல், தலைச்சுற்றல், அடிக்கடி சிறுநீர் பிரிவதால் வரும் சிறுநீர்த்தாரைத் தொற்று போன்றவை அதிகமாக இருக்கும். சிபிலிஸ் போன்ற நோய்த்தொற்றுகள் இருந்தால், கருக்குழந்தை 16-வது வாரத்திலேயே பாதிக்கப்படுவதற்கான வாய்ப்புகள் அதிகம்.

2-வது மூன்று மாதங்கள்

இந்தக் காலக்கட்டத்தில், உறுப்புகள் வளர்ச்சி அடையத் தொடங்கும் நிலையை குழந்தை அடைந்திருக்கும். தசைகள், மூட்டுகள் போன்றவை உருவாகி கருக்குழந்தை அசைகிற நிலை வரும். ஆண் கருக்குழந்தைக்கு விரைகளும், பெண் கருக்குழந்தைக்கு கருப்பையும் தோன்றுகின்றன.

கர்ப்பிணியின் அஜாக்கிரதையால் கருக்குழந்தைக்குப் பல பாதிப்புகள் தோன்றும். கருச்சிதைவு ஏற்பட அதிக வாய்ப்பு உண்டு. முதல் மூன்று மாதங்களில் 60 முதல் 70 சதவீதம் கருச்சிதைவு ஏற்படுகிறது.

3-வது மூன்று மாதங்கள்

குழந்தை தனது முழு வளர்ச்சியை நோக்கிப் பயணிக்கும் இறுதிக்கட்டம் இதுதான். கண்கள் திறப்பதும், கழிவுகளை கருக்குழந்தை வெளியேற்றுவதும், எலும்புகள் இணைவதும் இந்தக் கட்டத்தில்தான்.

இந்தக் காலக்கட்டத்தின் தொடக்கத்தில் அதாவது 30-32-வது வாரங்களில் பிறக்கும் குழந்தை, தீவிர பாதுகாப்பில் இருந்தால் பிழைத்துக்கொள்ளும்.

34-35-வது வார முடிவில் நிறை வளர்ச்சி, குறிப்பாக நுரையீரலை விரிவடையச் செய்ய உதவும் ஒரு திரவம் சுரக்க ஆரம்பிக்கும். எனவேதான், 35-வது வாரத்துக்குப் பிறகு பிறக்கும் குழந்தைகள் நல்ல நிலையில் இருக்கின்றன.

இந்தக் காலத்தில் கர்ப்பிணி பிரசவத்துக்குத் தேவையான முன்னெச்சரிக்கை நடவடிக்கைகளை மேற்கொள்ள வேண்டும். இல்லாவிட்டால் தாய்க்கும் சேய்க்கும் ஆபத்து ஏற்படும்.

சுருக்கமாக, ஒவ்வொரு காலக்கட்டத்திலும் கருக்குழந்தை யின் வளர்ச்சியைத் தெரிந்துகொள்ளுங்கள்.

கருக் குழந்தையின் வளர்ச்சி

மூன்றாவது வாரத்தில், கருவானது கருப்பைக்கு வருகிறது. நான்காவது வாரத்தில் கண்ணுக்குத் தெரியும் அளவுக்கு குழந்தையின் வளர்ச்சி இருக்கும். கருப்பையில் கருவைச் சுற்றி ரத்தநாளங்கள் உருவாக ஆரம்பிக்கின்றன.

ஐந்தாவது வாரத்தில், 2 மில்லிமீட்டர் நீளமுள்ள கருவில் தண்டுவடம் உள்பட முக்கிய உறுப்புகள் வளர்ச்சி பெறத் தொடங்குகின்றன.

ஆறாவது வாரத்தில் தலை, மார்பகம் போன்றவை வளர்ச்சி அடைகின்றன. மூளை, தண்டுவடம் ஆகியவை சிறப்பாக வளர்ச்சியடைகின்றன. இதயம் செயல்பட ஆரம்பிக்கிறது. வயிறு, குடல் போன்ற உறுப்புகள் உருவாகின்றன.

ஏழாவது வாரத்தில் கை, கால்களில் விரல்கள் தோன்றும். ரத்த ஓட்டம் நடைபெறும். குடல்கள் முழுமை அடையும். கல்லீரலும், சிறுநீரகமும் உருவான நிலையில் இருக்கும். தலை வேகமாக வளர்ச்சியடையும். காது மடல்கள் தோன்றும். மூக்குக் குழிகள் காணப்படும்.

எட்டாவது வாரத்தில், நுரையீரல் நன்றாக வளர்ந்துவிடும். கண்கள், காதுகளின் உள்பகுதிகள் ஆகியவை தோன்றி மனித

முகத்தின் வடிவத்தில் கருவை மாற்றியமைக்கும். தாடைக் கிளைகள் தோன்றும். இடுப்பும் முழங்கால்களும் தோன்றும்.

ஒன்பதாவது வாரத்தில், கண்கள் முழுமை அடையும். இமைகள் தோன்றும். மூக்கு உருவாகும். வாய் வளர்ந்து காணப்படும். விரல்கள் நன்றாகத் தெரியும். இந்த வாரத்தில் குழந்தை 3 செ.மீ. நீளம் இருக்கும்.

பத்தாவது வாரத்தில், காதின் உள்பகுதி செம்மையாகும். வெளிக் காது தோன்றும். மணிக்கட்டுகள் தோன்றும். தொப்புள்கொடி முழுமையடையும்.

பனிக்குடம் தோன்றாமல் கோரியானிக் வில்லி என்ற படலம் தோன்றியிருக்கும்.

பதினோறாவது வாரத்தில், தலை வட்டவடிவமாகும். முகம் அழகாக மலரும். உறுப்புகளில் அசைவுகள் தெரியும். விரைப்பை அல்லது சினைப்பை உருவாகும்.

பதினோறாவது வார முடிவில் (மூன்று மாதம் முடிவடையும் முன்பே) குழந்தை முழுமையான தோற்றத்தை அடைந்து விடும். இந்தக் காலக்கட்டத்தில், கர்ப்பிணித்தாய் மிகவும் எச்சரிக்கையாக நடந்துகொள்ள வேண்டும்.

பன்னிரண்டாவது வாரத்தில், குழந்தை வளர்ச்சியுடன் அசைய ஆரம்பிக்கும். இந்த வார இறுதியில் குழந்தை முழு உருவ வளர்ச்சியடைந்திருக்கும்.

பதிமூன்றாவது வாரத்தில் 10.2 செ.மீட்டர் நீளம் உள்ள குழந்தையைச் சுற்றி 100 மில்லி கொள்ளளவுடன் பனிக் குடம் வளர்ச்சியடைந்திருக்கும். குழந்தைக்குக் கழுத்து வளர்ந் திருக்கும். முக்கிய உறுப்புகள் அனைத்தும் செயல்பட ஆரம்பித்துவிடும்.

இந்தக் காலக்கட்டத்தில்தான், கிருமிகள் போன்றவை கருவின் உடலில் ஊடுருவி சேதத்தை ஏற்படுத்தும். ஆகவே, கர்ப்பிணி எச்சரிக்கையாக இருப்பது நல்லது.

பதினாறாவது வாரத்தில், குழந்தையின் உடல் மற்றும் தலைப் பகுதியில் முடி வளரும். இருபதாவது வாரத்தில், முதன் முறையாக குழந்தையின் அசைவை தாயால் உணரமுடியும்.

ஆறாவது வாரம்

எட்டாவது வாரம்

பன்னிரெண்டாவது வாரம்

பதினாறாவது வாரம்

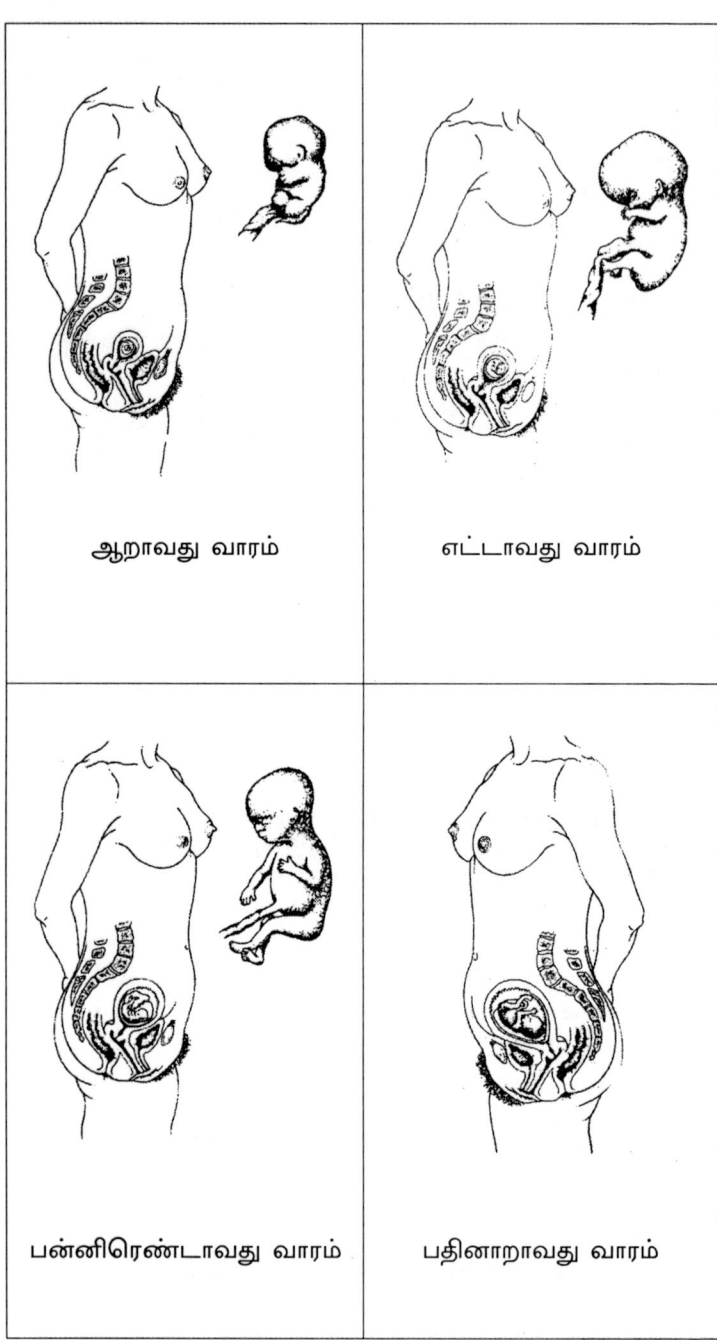

இருபதாவது வாரம்

இருபத்து நான்காம் வாரம்

இருபத்து எட்டாம் வாரம்

முப்பத்திரண்டாம் வாரம்

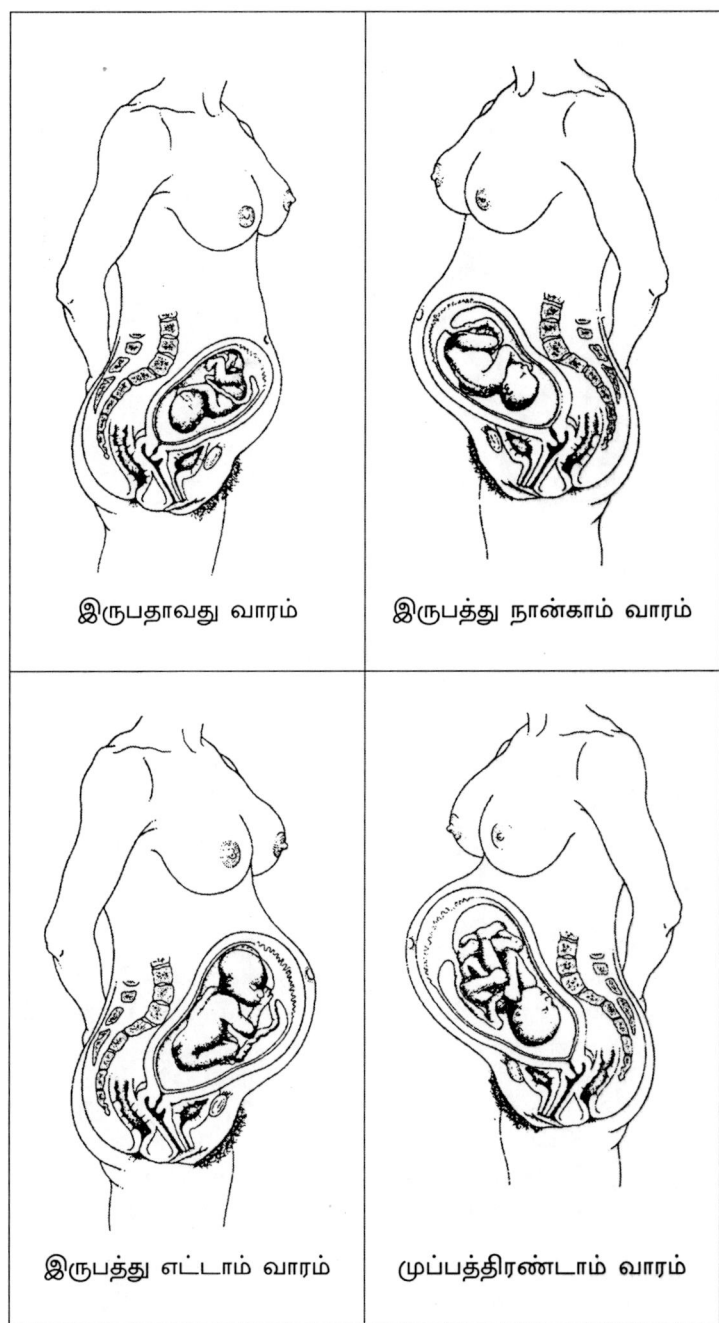

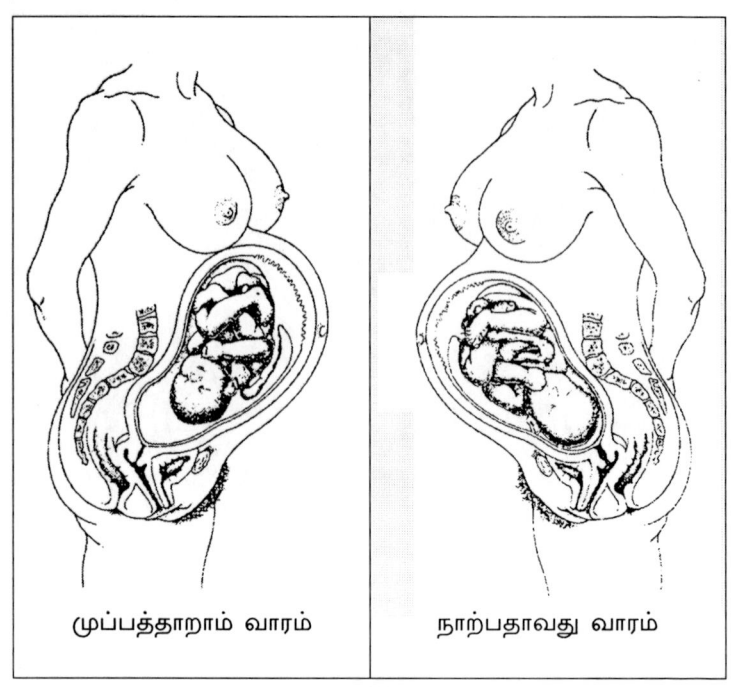

முப்பத்தாறாம் வாரம் நாற்பதாவது வாரம்

24-வது வாரத்தில், 570 கிராமுடன் குறை பிரசவத்தில் பிறந்தால்கூட தகுந்த பாதுகாப்புடன் பிழைத்துக்கொள்ளும் வாய்ப்பைக் குழந்தை பெறும்.

அபார்ஷன்

28 வாரத்துக்கு முன்பு குழந்தையைக் கலைப்பதற்குப் பெயர்தான் அபார்ஷன். 75 சதவீத குழந்தைகள், 28-வது வாரத்தில் பிறந்தால் தகுந்த மருத்துவப் பாதுகாப்பு கொடுப்பதன் மூலம் பிழைத்துக்கொள்கின்றன.

32-வது வாரத்தில், முழு வளர்ச்சியுடன் இருக்கும் குழந்தை யின் உடலில் கொழுப்பு அதிகமாகச் சேர ஆரம்பித்து குழந்தையின் எடை அதிகரிக்கும். இந்த வார காலத்தில், குழந்தை பிறந்தால் 95 சதவீதம் பிழைக்க வாய்ப்பு இருக்கும்.

36-வது வாரத்தில் குழந்தை பிறந்தால் பிழைத்துக்கொள்ளும். நுரையீரல் முழு வளர்ச்சி அடையாவிட்டால்தான் குழந்தை

இறக்க நேரிடும். இதற்குப் பிறகு, குழந்தையின் தலை திரும்பி எந்த நேரத்திலும் பிறப்பதற்குத் தயாராகலாம்.

பொதுவாக, 40-வது வாரத்தில்தான் குழந்தை பிறக்கிறது. பிறந்த சில மணி நேரங்களிலேயே நிறம் மாறும். 36-வது வாரம் முதல் குழந்தையின் எடை வாரத்துக்கு ஏழு சதவீதம் வரை அதிகரிக்கும்.

இவையெல்லாம் கர்ப்பக் காலத்தில் நமது கண்ணுக்கும், நினைவுக்கும் எட்டாமலேயே நடக்கும் நிகழ்வுகள்.

முன்னெச்சரிக்கை நடவடிக்கைகளை, கர்ப்பக் காலம் ஆரம்பித்தது முதற்கொண்டே எடுக்க வேண்டும். குழந்தை பிறக்கும்வரை தொடரக்கூடிய இவற்றை முன்பேற்றுக்கால பராமரிப்பு என்று சொல்வார்கள். இவற்றைப் பற்றி அடுத்து வரும் அத்தியாயங்களில் தெரிந்துகொள்ளலாம்.

ஒவ்வொரு வாரமும் கரு எப்படி வளர்கிறது என்பதை அருகில் உள்ள படங்களைப் பார்த்துத் தெரிந்து கொள்ளுங்கள்.

2
கர்ப்பக் காலத்தில் கவனிக்க வேண்டியவை

கர்ப்பக் காலத்தில் கவனிக்கவேண்டிய விஷயங்கள் பல உள்ளன. அவற்றைத் தெரிந்து கொள்வதன் மூலம், கர்ப்பக் காலத்தில் பாதுகாப்பை அதிகப்படுத்திக்கொள்ளலாம்.

உணவு முறை

ஒரு கர்ப்பிணி ஆரோக்கியமான முறையில் குழந்தை பெறுவதற்குக் கவனிக்கவேண்டிய முதல் விஷயம் உணவு. தாயின் நலன் பராமரிக்கப்படுவதற்கும், பிறக்கப்போகும் குழந்தையின் ஆரோக்கியம் பாதுகாக்கப்படவும் உணவுமுறையில் மாற்றம் செய்யப்பட வேண்டியது அவசியம். ஹார்மோன் மாற்றங்கள் காரணமாக சில உணவுகள் பிடிக்காமல் போகலாம். வேறுவிதமான உணவின் மீது ஆசைகள் தோன்றலாம். இவற்றில் எது ஊட்டச்சத்து நிறைந்தது என்பதை அறிந்து சாப்பிட வேண்டும்.

சில பெண்களுக்கு கரி, சாம்பல், மண் போன்றவற்றை சாப்பிடவேண்டும் என்ற

எண்ணம் தோன்றுவதும், மசக்கையின் காரணமாக சாப்பிடப் பிடிக்காத நிலையும் ஏற்படும். இந்த இரண்டுமே தவறானது. தவிர்க்கப்பட வேண்டியதை அறிந்துகொள்ள வேண்டும். உணவில் கால்சியம் அதிகமாக இருக்கும்படி பார்த்துக் கொள்ள வேண்டும். கருவில் வளரும் குழந்தையின் எலும்புகள் மற்றும் பற்களின் வளர்ச்சி மற்றும் உறுதித்தன்மைக்கு கால்சியம் சத்து மிக மிக அவசியம்.

கர்ப்பக் காலத்தில் குழந்தைக்கு ஆக்ஸிஜன், உணவு போன்றவை தாயின் ரத்தத்தில் இருந்துதான் அனுப்பப்படுகின்றன. எனவே, தாய்க்குக் கூடுதலான ரத்த உற்பத்தி இருக்க வேண்டும். இதைப் பூர்த்தி செய்வதற்குப் பழங்கள், கீரைகள் ஆகியவற்றை அதிகமாகச் சாப்பிடவேண்டும். ஊட்டச்சத்து போதாதபோது மருத்துவர் பரிந்துரைப்படி ஃபாலிக் அமில மாத்திரைகள், இரும்புச்சத்து மாத்திரைகளை எடுத்துக் கொள்ளலாம்.

இதன் மூலம், கர்ப்ப கால ரத்த சோகையைத் தவிர்க்கலாம்.

மருந்து மாத்திரைகள்

கர்ப்பம் தரிப்பதற்கு முன்பிருந்தே மருந்து மாத்திரைகளைப் பயன்படுத்தும் விஷயத்தில் எச்சரிக்கையாக இருக்க வேண்டும். சாப்பிடலாமா, வேண்டாமா என மருந்து மாத்திரை சார்ந்த விஷயங்களை மருத்துவரைக் கேட்டே தீர்மானிக்க வேண்டும்.

பலவித வலிகள்

கர்ப்பக் காலத்தில் பல்வேறு வலிகளை கர்ப்பிணி அனுபவிக்க நேரிடும். முக்கியமாக, மார்பக வலி, முதுகு வலி, தலைவலி, கால் வலி ஆகியவற்றைச் சொல்லலாம்.

பெண்ணின் மார்பகம் கருத்தரித்த பிறகுதான் முழுமை அடைகிறது. அதில் நிறமாற்றமும் ஏற்படும். மார்பகப் பகுதிக்கு ரத்த ஓட்டம் அதிகரிப்பதால் ரத்த அழுத்தம் அதிகமாகும். இதனால், ரத்த நாளங்கள் வீங்கி தொட்டாலே வலிக்கும்.

மார்பகங்களைச் சுற்றி சின்னச் சின்ன முடிச்சுகள் தோன்ற ஆரம்பிக்கும். இவற்றை ஏதோ கட்டிகள் என பல பெண்கள்

பயந்துவிடுகிறார்கள். இது மார்பக மாற்றத்தின் ஒரு பகுதி. எனவே பயப்படத் தேவையில்லை.

கரு வளரும்போது, கூடவே வளரும் கருப்பையானது வளர்ந்து முன்னோக்கித் தள்ளுவதால் உடல் தனது சம நிலையை இழந்துவிடும். இதனால் முதுகு வலிக்கும். இவ்வாறே கருப்பையின் அழுத்தத்தால் ரத்த நாளங்கள் அமுக்கப்பட்டு கால்களுக்குச் செல்லும் ரத்த ஓட்டம் தடைபடும். இதனால் கால்கள் வலிக்கும்.

குழந்தையின் தலைப்பகுதி பெரிதாகும்போது திரவங்கள் அதிகமாவதாலும் நாளங்கள் சுருங்குவதாலும் அங்கு ரத்தத் தேக்கம் உண்டாகி கால்கள் வீங்க ஆரம்பிக்கும். இதை வெரிக்கோஸ் வெயின் என்பார்கள். சருமத்தின் மேல் இந்த நாளங்கள் வீங்கிப் புடைத்துக் காணப்படும்போது அது நீலநிறமாகத் தோன்றும். இதனால் கால் வலி அதிகமாகும்.

இதைத் தவிர்ப்பதற்கு, நீண்ட நேரம் நிற்காமல் இருப்ப துடன், கால்களை உயரமான இடத்தில் வைத்து ஓய்வும் எடுக்க வேண்டும். பெரும்பாலும், இந்தப் பிரச்னை பிரசவத்துக்குப் பிறகு சரியாகிவிடும். இல்லாவிட்டால், ரத்த நாள நிபுணரை அணுகவேண்டி இருக்கும்.

கர்ப்பக் கால மாற்றங்கள் காரணமாக, கருவுக்கு சில பொருள் கள் ஒத்துக்கொள்ளாவிட்டால் ஏதேனும் சில பொருள்களை முகர்ந்தாலோ, அருந்தினாலோகூட தலைவலி வந்துவிடும். இவையெல்லாம், கர்ப்பக் காலத்தில் இயல்பாக வருபவை.

சிலருக்கு மூச்சுத் திணறல் ஏற்படும். இதற்குக் காரணம், கரு வளர்ச்சியின்போது கருப்பையானது மேல் நோக்கி அழுத்து வதால் நுரையீரல் முழுமையாக விரிவடையாத நிலை உண்டாகும். ஆஸ்துமா நோய் இல்லாமல், இவ்வாறு இருப்பதும் இயல்பானதுதான்.

மயக்கம்

கர்ப்பிணிகளுக்கு ரத்த அழுத்தம் அவ்வப்போது திடீரென குறைந்துவிடுவதால் கிறுகிறுப்பு, சோர்வு மற்றும் திடீர் மயக்கம் போன்றவை வரும். இவற்றைத் தவிர்க்க சரியான நேரத்தில் குறிப்பிட்ட அளவு உணவு சாப்பிடவேண்டும்.

மலச்சிக்கல் மற்றும் மூலநோய்

கர்ப்பக் காலத்தில் ஜீரண மண்டலம் மெதுவாகச் செயல் படுவது, நீர்ச்சத்துகளை குடல் வேகமாக உறிஞ்சிவிடுவது மற்றும் குடல் இறுக்கம் போன்றவற்றால் உணவு ஜீரணமாக காலதாமதமாவதால் மலச்சிக்கலும், நாள்பட்ட மலச் சிக்கலால் மூல நோயையும் உண்டாகலாம்.

இடுப்புக்கூட்டை கருப்பை அழுத்துவதாலும், ஆசனவாயின் சிரை நாளங்கள் வெளிநோக்கித் தள்ளப்பட்டு மூலக் கட்டிகள் தோன்றும். இந்தப் பிரச்னை, பிரசவத்துக்குப் பிறகு சரியாகிவிடும். காய்கறிகள், பழங்கள், நார்ச்சத்து உள்ள உணவுகளைச் சாப்பிட்டு எச்சரிக்கை உணர்வோடு நடந்து கொள்ள வேண்டும்.

கண்களில் மாற்றம்

பல கர்ப்பிணிகள், கர்ப்பக் காலத்தில் தங்களுடைய கண்களில் தூசு விழுந்ததுபோல் இருப்பதாகவும், பார்வை மங்கலாக இருப்பதாகவும் சொல்கிறார்கள். திடீர் திடீரென ரத்த அழுத்தம் உயர்வதும், குறைவதும் கர்ப்பக் காலத்தில் நடை பெறுவதால் இவ்வாறு நிகழ்வது இயல்பு. பிரசவத்துக்குப் பிறகு இந்தப் பிரச்னை சரியாகிவிடும் என்பதால் பயப்படத் தேவையில்லை.

சிறுநீர் ஒழுகுதல்

சில கர்ப்பிணிகளுக்கு அதிர்ந்து பேசினாலோ, சிரித்தாலோ தானாக சிறுநீர் பிரிவது உண்டு. இதற்குக் காரணம், கருப் பையானது விரிந்து வளரும் சூழலில் சிறுநீரகத்தை அழுத்து வதுதான்.

அடிக்கடி சிறுநீர் ஒழுக்கு ஏற்படுவதால் சிறுநீர் கழிக்க வேண்டும் என்ற உணர்வு இருந்துகொண்டிருக்கும். இதனால், தூக்கமின்மையும் அதைத் தொடர்ந்து களைப்பும் இருக்கும்.

எந்தப் பக்கமாகத் திரும்பிப் படுத்தால் பிரச்னை இல்லை என்பதை அறியாமல் இருப்பதன் காரணமாகவும் இந்தப் பிரச்னை வரலாம்.

பத்தாவது மாதத்தில், இப்படி அடிக்கடி சிறுநீர் பிரிந்தால் பனிக்குடம் உடைந்திருக்கலாம். மருத்துவரைப் பார்த்து சிகிச்சைபெற வேண்டும். இல்லாவிட்டால் குழந்தையின் உயிருக்கு ஆபத்து ஏற்படலாம்.

பல் - ஈறு பாதுகாப்பு

கர்ப்பக் காலத்தில் ஈறுகள் மென்மையாகிவிடும். ஆகவே, ஈறுகளைப் பாதுகாத்துக்கொள்வது, கடினமான பொருள்களைக் கடிக்காமல் இருப்பது மற்றும் ஈறுநோய்களில் இருந்து தப்பித்தல் போன்றவற்றைக் கட்டாயமாகக் கடைப்பிடிக்க வேண்டும்.

நமைச்சல்

சருமம் விரிவடையும்போது இணைப்புத் திசுக்களில் கொல்லோஜென் என்ற புரதம் அதிகமாவதால் வயிற்றில் கோடுகள் தோன்றும். கொல்லோஜென்களை ஹார்மோன்கள் பலவீனப்படுத்தும்போது வெள்ளிக்கோடுகள் போன்று வடுக்கள் உண்டாகும். வயிற்றுப் பகுதியில் வரிக்கோடுகள் உருவாவதன் காரணமாகவும், கல்லீரல் நோய்களாலும், வேறுவித தொற்றுநோய்களாலும் கர்ப்பிணி அவ்வப்போது நமைச்சலால் பாதிக்கப்பட வாய்ப்பு அதிகம்.

மடிப்புத் தசைகள் அதிகமாக இருக்கும் இடங்களில் எல்லாம் நமைச்சல் இருக்கும். அதிக எடையுள்ள பெண்களுக்கு இந்தத் தொல்லை தவிர்க்க முடியாதது.

நமைச்சல் தரும் கொப்புளங்கள் தோன்றுவதைத் தவிர்க்க ஒரே வழி, மடிப்புத் தசைகள் உள்ள பகுதியை உலர்வாகவும் சுத்தமாகவும் வைத்துக்கொள்வதுதான். பருத்தி உடைகளை அணிவது நல்லது.

மூட்டு வலி

கர்ப்பக் காலத்தில் ஏற்படும் ஹார்மோன் மாற்றங்களால் தசைநார்கள் தளர்ந்து, மென்மையாகிவிடுவதால் மூட்டுகளில் வலி ஏற்படும். ஆழ்ந்த உறக்கம், ஓய்வு எடுத்தல் மற்றும் மருத்துவ ஆலோசனைகள் மூலமாக இந்தப் பிரச்னைக்குத் தீர்வு காணலாம்.

மனநிலையில் மாற்றம்

கர்ப்பத்தை முழுமையாகக் கொண்டு செல்லமுடியுமா என்ற பயம், பிரசவ காலம் எப்படியிருக்குமோ என்ற பயம் ஆகியவை ஒரு பக்கம். வீட்டு வேலை மற்றும் வெளி வேலைகளால் ஏற்படும் மன அழுத்தம், கோபம், எரிச்சல், சோர்வு ஆகியவை இன்னொரு பக்கம்.

உடலுறவு வேட்கை மிகுவது அல்லது குறைவது காரணமாக ஏற்படும் பிரச்னைகள், கர்ப்பக் காலத்தில் உடலுறவு கொள்ளலாமா என்ற அச்சம் ஆகியவற்றின் காரணமாக கர்ப்பிணியின் மனநிலையில் அடிக்கடி மாற்றங்கள் உண்டாவது இயல்பு.

எல்லாவற்றையும் இயல்பாக எடுத்துக்கொண்டால் எதிலும் பிரச்னை இருக்காது என்ற தெளிவு கர்ப்பிணிப் பெண்ணுக்கு வர வேண்டும். சந்தேகம் வந்துவிட்டால், மருத்துவரை அணுகி ஆலோசனை பெற வேண்டும்.

எதிர்பாராத பிரச்னைகள்

கர்ப்பக் காலத்தில், திடீரென வாந்தி, குமட்டல், பசி இல்லாமை, எதைப் பார்த்தாலும் வெறுப்பு போன்றவை மசக்கையின் காரணமாக ஏற்படும். சிலருக்கு, மூக்குப் பகுதியில் அதிக ரத்த ஓட்டம் இருப்பதால் மூக்கை சிந்தியதும் ரத்தம் கொட்டும். இவ்வாறே உடலிலும், பனிக்குடத்திலும் நீர் கோர்ப்பதால் கைகால்கள் வீங்கும். இதற்கு, நடைப் பயிற்சியும், நல்ல ஓய்வும் தேவை.

சிலநேரங்களில் அதிக ரத்த அழுத்தம் காரணமாகவும் கைகால்கள் வீங்கும். இதயம் மிக அதிகமாகத் தூண்டப் படுவதால் படபடப்பு வரும். இதைக் கண்டு பயந்துவிடாமல் மருத்துவரைப் பார்க்க வேண்டும்.

எடை அதிகரித்தல்

கர்ப்பம் முதல் பிரசவம் வரை குழந்தையின் எடை, நஞ்சு மற்றும் தொப்புள் கொடி, கொழுப்பின் அளவு அதிகரித்தல் ஆகியவற்றால் ஒரு பெண்ணின் எடை சராசரியாக பன்னிரண்டு கிலோ வரை உயரும். உடல் எடை அதிகமாகிவிடும் என்று நினைத்து பட்டினி கிடக்கக் கூடாது.

கரு நெளிதல்

கருக்குழந்தை வயிற்றில் அசைவதைத்தான் கருநெளிதல் என்று சொல்வார்கள். இது பொதுவாக பதினெட்டு முதல் இருபது வாரங்களில் ஏற்படும்.

பிறகு கடைசிவரை குழந்தை நெளிந்துகொண்டிருக்கும். அவ்வாறு நெளிவது நின்றுபோனால் குழந்தையின் உயிருக்கு ஆபத்து ஏற்பட்டிருக்கலாம். மருத்துவ ஆலோசனை தேவை.

பிரசவ காலம்

எப்போது பிரசவம் நடக்கலாம் என்பது, ஆரம்பத்தில் மேற்கொண்ட பரிசோதனைகள், அதற்கு முன்னதாக கடைசி யாக மாதவிலக்கான நாள் ஆகியவற்றை அடிப்படையாகக் கொண்டு கணக்கிடப்படுகிறது.

பிரசவ காலத்துக்குத் தேவையான முன்னெச்சரிக்கை நடவடிக்கைகளை மேற்கொள்ள வேண்டும்.

பிரசவிக்கும்போது வலி இருக்கத்தான் செய்யும். இந்த வலி பத்து நிமிடங்கள் அல்லது அதிகமாகக்கூட இருக்கலாம். குழந்தை பிறப்பதற்கு வசதியாக அமைந்திருந்தால் சாதாரண மாகப் பிறந்துவிடும். இல்லாவிட்டால் சிசேரியன் நடக்கலாம்.

3

கர்ப்பத்தைப் பாதிக்கும் பிரச்னைகள்

கர்ப்பக் காலத்தில் ஏற்படும் சில நோய்கள், கருக் குழந்தைக்கு பாதிப்பை ஏற்படுத்தும். அவ்வாறு பாதிப்பு ஏற்பட்டு தப்பிப் பிழைத்தாலும், பிரசவ காலச் சிக்கல்களை உண்டாக்கிவிடும்.

அப்படிப்பட்ட சில நோய்களையும், பிரச்னை களையும், அவற்றைச் சரிப்படுத்தும் முறை களையும் பற்றி முதலில் தெரிந்துகொள்ளுங்கள்.

சர்க்கரை நோய்

கர்ப்பிணிகளைத் தாக்கும் நோய்களில் மிக முக்கியமானது சர்க்கரை நோய்.

சர்க்கரை நோய் உள்ளவர்களில் 25 முதல் 40 சதவீதத்தினர் கர்ப்பம் தரிக்கிறார்கள். அவர் களில் 90 சதவீதத்தினர் நலமாகக் குழந்தை பெறுகிறார்கள். சர்க்கரை நோயால் இறக்கும் பெண்களின் எண்ணிக்கை ஒரு சதவீதம் அளவு கூட இல்லை என்றாலும், அதன் பாதிப்பை அறியாத பெண்களுக்கு உயிரிழப்பு ஏற்பட வாய்ப்பு உண்டு.

இரைப்பையின் கீழே 12 முதல் 15 செ.மீ. நீளத்தில் கணையம் எனப்படும் சுரப்பி உள்ளது. இந்தச் சுரப்பியின் நீர், கணையச் சுரப்பி நீர் எனப்படுகிறது. கணையம் முழுவதும் பரவலாக உள்ள சுமார் பத்து லட்சம் நுண்ணிய நுண்ணறைக் குவியல்களுக்கு லாங்கர்ஹான் திட்டுக்கள் என்று பெயர். இவை ஆல்பா மற்றும் பீட்டா என இருவகைப்படுகின்றன.

பீட்டா சுரப்பி நீர், நாளமில்லா சுரப்பி நீர் வகையைச் சார்ந்தது. இது மற்ற ஹார்மோன்களைப்போல் ரத்தத்தில் கலக்கிறது. இதுதான் இன்சுலின் எனப்படுகிறது.

நாம் உண்ணும் உணவில் உள்ள மாவுப் பொருள்கள் செரிக்கப்பட்டு குளுக்கோஸாக மாறி குடலால் ஈர்க்கப் பட்டு ரத்தத்தை அடைகின்றன. உணவின் அளவு மாறினாலும் ரத்தத்தில் உள்ள குளுக்கோஸ் அளவு சீராக இருக்கும். இதற்கு, இன்சுலின் சுரப்பியின் சரியான செயல்பாடுதான் காரணம்.

ரத்தத்தில் உள்ள அதிக அளவிலான குளுக்கோஸை கிளைக் கோஜென் என்ற கெட்டிப் பொருளாக்கி, தசை போன்ற இடங்களில் கல்லீரல் சேமித்துவைக்கிறது. அதிகமான சர்க்கரை அல்லது மாவுப் பொருள்கள் உட்கொள்ளப்படும் போது அவை கல்லீரலால் கொழுப்பு அமிலங்களாக மாற்றப்பட்டு உடலில் பல்வேறு பகுதிகளில் கொழுப்பாகப் படிகிறது.

இவ்வாறு சேமிக்கப்படும் புரதத்தில் ஒரு பகுதி குளுக் கோஸாக உருவாகலாம். அவ்வாறு உருவாகாமல் கணையத் திட்டுக்கள் பார்த்துக்கொள்கின்றன. கணையச் சுரப்பியின் செயல்பாட்டில் குறைபாடு தோன்றும்போதும், இன்சுலின் குறையும்போதும் குளுக்கோஸ் அளவு கூடி சிறுநீரில் குளுக்கோஸ் பிரியும்.

நாற்பது வயதுக்கு மேல், உடல்பருமன் உள்ள 80 சதவீதத் தினருக்கு சர்க்கரை நோய் இருக்கிறது. பாரம்பரை, மற்றும் வாழ்க்கை முறையால் தோன்றும் சர்க்கரை நோயின்போது அதிக தாகம், அடிக்கடி சிறுநீர் கழிதல், மிகுந்த பசி, சோர்வு, நரம்பு சுண்டியிழுத்தல், களைப்பு ஆகியவையும், புறயோனிப் பகுதியில் நமைச்சலும் உண்டாகும். ரத்தத்தில் குளுக்கோஸ் அதிகமானால் கோமா நிலை ஏற்படும்.

ஒருவருக்கு சர்க்கரை நோய் உள்ளதா என்பதைக் கண்டு பிடிக்க சிறுநீர்ப் பரிசோதனை செய்தாலேபோதும்.

உடலில் உள்ள கட்டிகள், புண்கள் போன்றவை விரைவில் ஆறாதபோது, சிறுநீர்ப் பரிசோதனையிலேயே குளுக்கோஸ் இருப்பதைத் தெரிந்துகொள்ளலாம். இதை உறுதிப்படுத்த ரத்தப் பரிசோதனை செய்துகொள்ள வேண்டும்.

சாப்பிடாத நிலையில் ரத்த குளுக்கோஸ் அளவு 80 முதல் 120 மில்லி கிராம் இருக்கும். சாப்பிட்ட ஒன்றரை மணி நேரத்துக்குப் பின்னர் 120 முதல் 140 மில்லிகிராம் வரை அதிகரிக்கும். இதைவிட அதிகமாக இருந்தாலோ அல்லது அப்போது சிறுநீரில் குளுக்கோஸ் இருந்தாலோ சர்க்கரை நோய் இருப்பதை அறிந்துகொள்ளலாம்.

குளுக்கோஸை ஏற்கும் திறச் சோதனை ஒன்று உண்டு. இதற்கு குளுக்கோஸ் டாலரன்ஸ் டெஸ்ட் (ஜிடிடி) என்று பெயர். இச்சோதனையின்போது, பட்டினி நிலையில் ரத்தத்தில் உள்ள குளுக்கோஸின் அளவையும், சிறுநீரில் குளுக்கோஸ் அளவையும் அறியலாம்.

பின்னர், நூறு கிராம் குளுக்கோஸை நீரில் கரைத்து குடிக்கச் செய்து மணிக்கு ஒருமுறை ரத்த சர்க்கரை அளவையும் சிறுநீரில் குளுக்கோஸ் தோன்றுகிறதா என்பதையும் கண்டறிய, மணிக்கு ஒருமுறையாக மூன்று முறை குளுக் கோஸ் அருந்திய பிறகு ரத்தமும், சிறுநீரும் பரிசோதிக்கப்பட வேண்டும்.

சர்க்கரை நோய் இல்லாதவர்களுக்கு, பட்டினி நிலையில் குளுக்கோஸ் அளவு ரத்தத்தில் 80 முதல் 120 மில்லி கிராம் ஆகவும், இரண்டாவது மணி நேரத்தில் 120 முதல் 140 மில்லி கிராம் வரையிலும், மூன்றாவது மணி நேரத்தில் ரத்தத்தில் முதலில் இருந்த 80 மில்லி கிராம் அளவுக்கே குறைந்தும் இருக்கும்.

சாதாரணமாக, சிறுநீரில் குளுக்கோஸ் தோன்றாது. ஆனால், சர்க்கரை நோய் உள்ளவர்களுக்கோ பட்டினி நிலையில்கூட ரத்தத்தில் குளுக்கோஸ் அளவு 120 மில்லி கிராமுக்கும் மேல் இருக்கும்.

முதல் இரண்டு மணி நேரங்களில் 140 மில்லி கிராமுக்கு மேலாகவும், மூன்றாவது மணி நேரத்தில் பழைய நிலைக்குத் திரும்பாமலும் இருக்கும். சிறுநீரிலும் குளுக்கோஸ் கலந் திருக்கும். இந்தப் பரிசோதனை, ஒருவருக்கு சர்க்கரை நோய் உள்ளதா என்பதைக் காட்டிக்கொடுத்துவிடும். இவை யெல்லாம் சர்க்கரை நோயை அறிவதற்கான சில வழி முறைகள்.

கர்ப்பக் காலத்தில் சர்க்கரை நோய் வரும் வாய்ப்பு உள்ளவர்கள்

முதலில் சர்க்கரை நோய் இல்லாதவர்களுக்குக்கூட கர்ப்பக் காலத்தில் இந்த நோய் ஏற்பட்டு பிரசவத்துக்குப் பிறகு மறைந்துவிடும். இதைக் கர்ப்பக் கால சர்க்கரை நோய் என்று சொல்வார்கள்.

கர்ப்பிணி தனக்கு சர்க்கரை நோய் வருமா அல்லது வந்திருக்குமா என்பதைத் தெரிந்துகொள்ள பின்வரும் காரணி களைச் சரிபார்க்க வேண்டும்.

1. தாய் தந்தை இருவருக்குமோ அல்லது ஒருவருக்கோ அல்லது மற்ற ரத்த பந்த உறவினரில் ஒருவருக்கோ சர்க்கரை நோய் வந்திருத்தல்.
2. இரட்டையர்களில், ஒருவர் சர்க்கரை நோயால் பாதிக்கப்பட்டிருத்தல்.
3. முந்தைய பிரசவத்தில் நாலரை கிலோவுக்கும் அதிக எடையுள்ள குழந்தை பெற்றிருத்தல்.

இந்த மூன்று காரணிகளில் ஏதேனும் ஒன்று இருந்தால், குளுக்கோஸ் டாலரன்ஸ் பரிசோதனை சாதாரணமாக இருந்தாலும், சிறுநீரில் குளுக்கோஸ் இல்லாதிருந்தாலும் பின்னாளில் சர்க்கரை நோய் வர வாய்ப்பு இருக்கிறது.

இவர்களுக்கு வரும் சர்க்கரை நோயைப் பின்வரும் வகைக ளாகப் பிரிக்கிறார்கள்.

உள்ளுறை சர்க்கரை நோய்

சிறுநீரில் குளுக்கோஸ் இருக்காது. ரத்தத்தில் குளுக்கோஸ் ஏற்கும் திறச்சோதனை, சர்க்கரை நோயைக் காட்டாது.

அறுவைச் சிகிச்சை போன்ற நிலைகளில் சர்க்கரை நோய் ஏற்பட்டு, சிக்கல் தீரும்போது மறைந்துவிடுவது உண்டு.

ரசாயனச் சர்க்கரை

நோயாளிக்கு எந்தவிதமான அறிகுறிகளும் தெரியாது. தற்செயலாக சிறுநீர்ப் பரிசோதனை அல்லது குளுக்கோஸ் டாலரன்ஸ் டெஸ்ட் செய்தால் மட்டும் நோய் இருப்பது கண்டறியப்படும்.

நோய்த்தன்மை உள்ள சர்க்கரை நோய்

இதை கிளினிக்கல் டயாபடீஸ் என்பர். சர்க்கரை நோயின் அனைத்து அறிகுறிகளும் அதனால் வரும் தொல்லைகளும் இருக்கும். குளுக்கோஸ் டாலரன்ஸ் டெஸ்ட் மூலம் நோய் இருப்பதை அறியலாம்.

கர்ப்பத்தின்போது சர்க்கரை நோய் அதிகரித்தல்

ஏற்கெனவே சர்க்கரை நோய் உள்ளவர்களுக்கு கர்ப்பம் அதை மிகைப்படுத்தும். ஒவ்வொரு மாதமும் கரு வளர்வதால் ஊட்டசத்தின் அளவும் அதிகரிக்கும். ரத்த அளவும் இன்சுலின் சுரப்பும் அதிகரிக்கும். கர்ப்பத்தின் முதல் மூன்று மாதங்களில் தோன்றும் வாந்தியும் குமட்டலும் ரத்தத்தில் உள்ள குளுக்கோஸ் அளவைக் குறைத்துவிடும். அச்சமயத்தில் இன்சுலின் தேவையும் மிகக் குறைவாகவே இருக்கும்.

எப்போதும்போல், அந்தச் சமயங்களில் இன்சுலினை எடுத்திருந்தால் சர்க்கரை அதிகமாகக் குறைந்து பாதிப்பு ஏற்படும். அப்போது ஊசி மூலம் குளுக்கோஸ் நீரை சிரை வழியே செலுத்தவேண்டிய நிலை வரலாம்.

கர்ப்பக் காலத்தின் இரண்டாவது மற்றும் மூன்றாவது பருவ காலங்களில் இன்சுலின் தேவை அதிகரிக்கும். பிள்ளைப் பேற்றின்போது ஏற்படுகிற தசைச் சுருக்கங்கள் ரத்த குளுக் கோஸ் அளவை அதிகமாகக் குறைத்துவிடலாம். பிள்ளைப் பேற்றுக்குப் பின்னர் ஏற்படும் நோய்க்கிருமி பாதிப்பு இன்சுலின் தேவையை அதிகரிக்கின்றன. இவ்வாறு கர்ப்பக் காலத்தின்போது இன்சுலின் தேவை குறைந்தும் அதிகரித்தும் காணப்படும்.

சர்க்கரை நோயால் கர்ப்பம் பாதிக்கப்படுதல்

இவ்வியாதியைக் கட்டுக்குள் அடக்கி வைத்திருக்கும்போது சாதாரணமாக கர்ப்பம் பாதிக்கப்படுவதில்லை. கட்டுப் படுத்தப்படாத சர்க்கரை நோயின்போது, சர்க்கரைக்காக கருக் கலைப்பு செய்துகொள்ள வேண்டிய அவசியம் இல்லாமலே கருச்சிதைவுகள் அதிகரிக்கின்றன.

சர்க்கரை நோயால் கண்பார்வை மங்குதல், சிறுநீரகக் கோளாறு போன்றவை ஏற்பட்டால் தவிர கருக்கலைப்பு செய்யத் தேவையில்லை.

சர்க்கரையால், கர்ப்பச் சன்னியின் முன் நச்சு மூன்று மடங்குக்கும் மேலாகக் காணப்படுகிறது. அவற்றை உரிய காலத்தில் பக்குவமாக கவனிக்கத் தவறிவிட்டால் இளஞ்சிசு மரண விகிதம் கூடிவிடலாம்.

சர்க்கரை நோயினர் 20 முதல் 30 சதவீதம் பேருக்கு பனிநீர்ப் பெருக்கம் ஏற்படுகிறது. இவர்களுக்கு பிள்ளைப் பேறு கடினமாகலாம். அறுவைகள், ஆயுதப் பிரயோகங்கள் முதலியவற்றைப் பயன்படுத்தும் நிலை அதிகரிக்கலாம்.

கருக்குழந்தையின் எடை கூடுவதால், கருக்குழந்தை மாறிக் கிடத்தல் முதலிய நிலைகள் ஏற்படலாம். கருக்குழந்தையின் எடை அதிகரிப்பதால் 70 சதவீதம் பேருக்கு அறுவைப் பேறு தேவைப்படுகிறது என்றால் இன்சுலின் உதவியால் கருக் குழந்தையின் எடை குறைவதால் 45 சதவீதத்தினருக்கே அறுவைப் பேறு தேவைப்படுகிறது.

பிரசவத்துக்குப் பின் ஏற்படுகிற ரத்தப்போக்கும் சர்க்கரை நோய் உள்ளவர்களுக்கே அதிகமாகக் காணப்படுகிறது. பேற்றுக்குப் பின்னர் யோனிக்குழாய், கருப்பை, சிறுநீரகம் ஆகியவற்றை நோய்க் கிருமிகள் தாக்குகின்றன. சர்க்கரை நோய் உள்ளவர்களில் 15 சதவீதத்துக்கும் மேற்பட்டவர்கள் இப்பாதிப்புக்கு உள்ளாகிறார்கள்.

தாயின் ரத்தத்தில் குளுக்கோஸ் கூடுவதுபோல், கருக் குழந்தையின் ரத்தத்திலும் குளுக்கோஸ் கூடுவதால் கருக் குழந்தையும் அதிக இன்சுலினை சுரக்க வேண்டிய நிர்ப்பந்தத் துக்கு உள்ளாகிறது. மேலும், தாய்க்கு ஏற்படும் கர்ப்பச்

சன்னிக்கு முன்நச்சு, பனிநீர்ப் பெருக்கம் ஆகியவையும் கருக்குழந்தைக்கு ஆபத்து ஏற்படுத்தி 37 வார கர்ப்பக் காலத்துக்குப் பின்னர் பல கருக் குழந்தைகளின் உயிரைப் பறித்துவிடுகிறது. சர்க்கரை இல்லாதவர்களைவிட சர்க்கரை உள்ளவர்களின் கருக் குழந்தைகளின் மரணம் எட்டு மடங்காக உயர்வதாக ஆராய்ச்சிகள் கூறுகின்றன.

இக்குழந்தைகள் பிறக்கும்போதே அதிக எடையுடனும், நீர்க்கோத்து வீங்கி சோர்வுடனும் காணப்படுகின்றன. 20 முதல் 60 சதவீத்தினருக்கேனும் குழந்தையின் எடை நான்கு கிலோ கிராமுக்கும் அதிகமாகக் கூடிவிடும்.

சர்க்கரை நோயால் 3 முதல் 5 சதவீத கர்ப்பிணிகளுக்கு ஊனமுற்ற குழந்தை பிறக்கின்றன. இதய பாதிப்பு, சிறுநீரக பாதிப்பு, எலும்புகளில் வளர்ச்சிக் குறைவு, மண்டையோடு இல்லாத நிலை ஆகிய பல குறைபாடுகள் காணப்படுகின்றன. குழந்தை பிறந்த உடனேயும், பிறந்த ஏழு நாள்களுக்குப் பின்னரும் மூச்சுத் திணறல், நோய்க்கிருமிகளின் பாதிப்பு ஆகியவற்றால் பல குழந்தைகள் இறந்துவிடுகின்றன.

தவிர்க்கும் வழிகள்

முதிர்ந்த வயதில் கர்ப்பம் தரிப்பவர்கள், சர்க்கரை நோய் உள்ள குடும்பத்தில் பிறந்தவர்கள், முந்தைய கர்ப்பத்தின் போது குழந்தையைப் பறிகொடுத்தவர்கள், யோனிக் குழாயில் அரிப்பு உள்ளவர்கள் போன்றவர்கள் கண்டிப்பாக சர்க்கரைப் பரிசோதனை செய்துகொள்ள வேண்டும்.

தேவைப்பட்டால் சில வாரங்கள் இடைவெளிவிட்டு இரண்டு அல்லது மூன்று முறைகளாவது காலையில் வெறும் வயிற்றில் ரத்தத்தில் உள்ள குளுக்கோஸ் அளவைத் தெரிந்துகொள்ள வேண்டும். மூன்று மாதத்துக்கு ஒருமுறை, குழந்தை பிறக்கும்வரை சர்க்கரை நோய்ப் பரிசோதனை மேற்கொள்ள வேண்டும். குறிப்பாக கருத்தரித்த நான்காவது, ஆறாவது மற்றும் எட்டாவது மாதத்தில் சர்க்கரைப் பரிசோதனை மிக முக்கியம்.

கர்ப்பக் காலத்தின் 12-வது வாரத்திலும் 32-வது வாரத்திலும், பிரசவத்துக்குப் பின்னர் ஆறு வாரங்கள் கழித்தும் குளுக்கோஸை ஏற்கும் திறச்சோதனையைச் செய்துகொள்ள

வேண்டும். ரத்தச் சர்க்கரை அளவு அதிகரித்தால் மருத்துவர் ஆலோசனையுடன் இன்சுலின் ஊசி எடுத்துக்கொள்ளலாம்.

இன்சுலின் அளவை கணித்துக்கொள்வதற்கு மாதத்துக்கு ஒருமுறை வீதம் ரத்தப் பரிசோதனையும் சிறுநீர்ப் பரிசோதனையும் செய்து, தேவைப்பட்டால் பதினைந்து நாள்களுக்கு ஒருமுறை, வாரத்துக்கு ஒருமுறை, வாரத்துக்கு இருமுறை என சர்க்கரையின் அளவுக்கு ஏற்ப பரிசோதனை செய்துகொள்ள வேண்டும். இல்லையெனில் குழந்தையின் கூடுதல் எடையும், கர்ப்பச் சன்னிக்கு முன்நச்சு போன்ற தொடரும் நோய்களும் அறுவைப் பேற்றுக்கு வழி வகுக்கும்.

சர்க்கரை நோய் உள்ள பெண்ணுக்குப் பிறக்கும் குழந்தை அதிக எடையுடன் கூடிய பெரிய குழந்தையாகத் தோன்றி னாலும், முதிராத குழந்தையைக் கவனிப்பது போன்றே இக்குழந்தையைக் கவனிக்க வேண்டிவரும். பிரசவமும் சிரமமானதாக இருக்கும்.

கருப்பையில் உள்ள அதிகப் பனிநீர், இக்குழந்தைகள் பிறக்கும்போது மூச்சுக் குழாய், தொண்டைக்குழாய் ஆகிய வற்றுள் சென்றுவிடும் என்பதால் வயிற்றில் தேங்கிய நீரை உடனடியாக அகற்றியும், மூச்சுப் பாதையில் உள்ள நீரை உறிஞ்சியும், குழந்தை பிறந்தவுடன் உடனடியாக முதலுதவிச் சிகிச்சை செய்யவேண்டும்.

அப்போதுதான், சோர்வுடன் பிறக்கும் குழந்தைக்குத் தெம்பு வரும். முதல் 48 மணி நேரம் குழந்தைக்குத் திணறல் இல்லாமல் இருக்கிறதா எனக் கண்டறிதல் அவசியம். சர்க்கரை நோயின் தரம் அறிந்து, கருத்தரித்த 36 வாரங்களுக்குப் பிறகு தேவைப் பட்டால் பிரசவம் நிகழக்கூடிய ஊசிகளை கர்ப்பிணிக்குச் செலுத்தி நோவு வரச் செய்வார்கள்.

உணவுக் கட்டுப்பாட்டிலும் கவனம் செலுத்த வேண்டும். தினமும் 1800 கலோரிகள் தரும் உணவைச் சாப்பிட வேண்டும். இதற்கு, 250 கிராம் மாவுப் பொருளும், 70 கிராம் புரதப்பொருளும், 60 கிராம் கொழுப்புப் பொருளும் சாப்பிட வேண்டும்.

கட்டுப்பாடான உணவு, ரத்தத்தில் குளுக்கோஸ் அளவைக் குறைத்துவிடுகிறது. உணவைக் கட்டுப்படுத்தினாலும்

சாப்பிட்ட ஒன்றரை மணி நேரத்துக்குப் பின்னர் ரத்தத்தில் குளுக்கோஸ் அதிகமாகியிருந்தால் இன்சுலினை உடலில் அவசியம் செலுத்திக்கொள்ள வேண்டும்.

பிறந்த குழந்தையின் ரத்தத்தில் எவ்வளவு சர்க்கரை இருக்கிறது என்பதைக் கண்டறிய வேண்டும். பிறந்த 2 மணி நேரத்துக்கு மேல் 4 மணி நேரத்துக்குள் ரத்த குளுக்கோஸ் 20 கிராம் வரை குறைந்தால் குழந்தைக்கு வலிப்பும், காமாலையும் வரலாம். எனவே, குழந்தைக்கு குளுக்கோஸ் நீரை சிரைவழி செலுத்த வேண்டி வரும்.

குழந்தை முதல் இரண்டு நாள்களில் மந்தமான நிலையில் இருக்கலாம். விரைவில் குளுக்கோஸ் அல்லது பால் முதலிய வற்றை புகட்டுவது நல்லது. ஒரு குழந்தையைச் சுமக்கும் போது சர்க்கரை இருந்தால் மறு குழந்தையைச் சுமக்கும் போதும் சர்க்கரை வரலாம். முதல் குழந்தைப் பேற்றின் போது சர்க்கரை இல்லாமல் அடுத்த கர்ப்பத்தின்போது சர்க்கரை வரலாம். ஆக, கர்ப்பக் காலத்தில் சர்க்கரையின் மீது கவனம் வைத்து பாதுகாத்துக்கொள்ளுங்கள்.

வலிப்பு நோயும் கர்ப்பமும்

சிக்கலான பிரசவத்தை உண்டாக்கும் விஷயத்தில் மிக முக்கியமான நோய்களில் ஒன்று வலிப்பு நோய்.

வலிப்பு நோயின் காரணமாக கர்ப்பிணியின் கருவுக்குப் பெரிய அளவில் சேதம் ஏற்படாவிட்டாலும் சில வேளைகளில் குழந்தைக்கு உடல் ஊனம் ஏற்படுவதும், கர்ப்பிணி உயிருக்கு ஆபத்து விளைவதும் நடக்கிறது.

ஆகவே, வலிப்பு நோய் வரும் வாய்ப்புள்ளவர்கள் யார் யார்? ஏன் வலிப்பு வருகிறது? இதைத் தவிர்க்க என்ன வழி என்பதையெல்லாம் தெரிந்துகொள்ளுங்கள்.

அறிகுறி

மூளையில் அடிபடுதல், மூளைக்காய்ச்சல் என எந்தவித பாதிப்பும் இன்றி திடீரென கைகால்களை உதைத்தபடி, வாயை கோணல் மாணலாக வைத்து, கண்கள் செருக இழுத்துக்கொள்வதுதான் முக்கிய அறிகுறிகள்.

வலிப்பு நோய் எப்படி வருகிறது

நமது உடலை மூளையும் நரம்பு மண்டலமும்தான் இயக்கு கின்றன. மூளையில் சிறுமூளை, பெருமூளை, மூளைத்தண்டு ஆகிய பாகங்கள் உள்ளன. பெருமூளை நடுவில் இரண்டு பிரிவுகளாகப் பிரிக்கப்பட்டு இடது பக்க உறுப்புகளை வலப்பக்க பெருமூளையும், வலப்பக்க உறுப்புகளை இடப்பக்க பெருமூளையும் இயக்குகின்றன.

நடுமூளையின் நரம்புகள் தண்டுவடத்தின் வழியாக உடல் தசைகளுடன் தொடர்புகொண்டிருக்கும்.

நரம்புகள் மூலமாகத்தான் உடலின் பல்வேறு பாகங்களில் இருந்து செய்திகள் கடத்தப்பட்டு அவற்றுக்கு ஏற்ப உடல் தசைகள் செயல்படுகின்றன. இந்த இயல்புக்கு மாறாக ஒருவருக்கு கட்டுப்பாடு இல்லாமல் தசைகள் தாமாகவே இயங்கித் துடிப்பதுதான் வலிப்பு எனப்படுகிறது.

காக்காய் வலிப்பு என்றால் என்ன

காரணங்கள் எதுவும் இல்லாமல் ஒருவகைத் தூண்டுதலால் ஏற்படும் வலிப்பே காக்காய் வலிப்பு அல்லது எபிலெப்சி எனப்படுகிறது. காக்காய் வலிப்பில் பல வகைகள் இருக்கின்றன.

உடம்பு முழுவதும் விறைத்து, பல தசைகள் எந்த வித பாகுபாடும் இல்லாமல் உடலின் பல பாகங்களில் துடிக்கும் நிலை ஒருவகை. உடல் முழுவதும் பரவுகிற இதை பெருவலிப்பு அல்லது கிராண்ட்மால் என்பார்கள். நினைவு தவறும் நிலையை மட்டும் உண்டாக்கும் வகையை சிறு வலிப்பு அல்லது பெடிட்மால் என்பார்கள். ஒரு கையோ, காலோ அல்லது குறிப்பிட்ட பகுதி மட்டுமோ துடிப்பது, பகுதி வலிப்பு அல்லது குவிந்த வலிப்பு எனப்படும்.

பெரு வலிப்பு

கண்கள் இருட்டிக்கொண்டு வரும். பாதிக்கப்பட்டவர் திடீரென பயத்தால் ஓசையிட்டு விழுந்து துடிக்க ஆரம் பிப்பார். இந்தத் தன்மை கொண்ட வலிப்புக்கு பெருவலிப்பு என்று பெயர்.

முதலில் தசைகள் வேகமாக சுருங்கி விறைப்பு நிலையை அடையும். கழுத்து, முதுகுத் தசைகள் எல்லாம் வேகமாகவும் அதிகமாகவும் சுருங்குவதால்தான் பெரு வலிப்பு நோயாளிகள் கழுத்தையும் முதுகையும் வளைத்துக்கொள்கிறார்கள். கால்கள் விறைத்துக் கொள்ளும். மூச்சடைப்பு ஏற்படும்.

இந்த நிலை மாறும்போது தசைகள் விட்டுவிட்டு சுருங்க ஆரம்பிப்பதால் கைகால்களை இழுத்து உதைத்துக் கொண்டு துடிக்கிற நிலை உண்டாகும். பற்கள் கிட்டி நாக்கைக் கடித்துக்கொள்வார்கள். சிலசமயம் தன் உணர்வு இல்லாமல் மலஜலம் கழிப்பதுண்டு.

நீண்ட நேரம் கழித்து வலிப்பு நிற்கும். பாதிக்கப்பட்டவர் தளர்ந்து சோர்ந்துபோவார். வலிப்புக்குப் பிறகு தாங்க முடியாத தலைவலி அல்லது உடல் வலி இருக்கும். நினைவு தடுமாறி உளறுவார்கள் அல்லது தூக்கம் வருவதுபோல் பேசாமல் படுத்துக் கிடப்பார்கள்.

வலிப்பு சிலருக்கு ஆண்டுக்கு ஒருமுறை, மாதத்துக்கு ஒரு முறை என வருவதும் உண்டு. சிலருக்கு தினமும் வருவதும், ஒரே நாளில் பலமுறை வருவதும் உண்டு. அடிக்கடி வலிப்பு வருபவரின் மூளை நரம்புகள் பாதிக்கப்படும். சில சமயம் உயிருக்கும் ஆபத்து வரலாம்.

சிறுவலிப்பு நோயின்போது நோயாளி திடீரென சுய நினைவு இல்லாமல் ஒரே இடத்தில் முறைத்துக்கொண்டு நிற்பார். மீண்டும் சுயநினைவுக்குத் திரும்புவார். ஆனால், கீழே விழுந்து புரளமாட்டார்.

பகுதி வலிப்பின்போது வாய் ஒரு பக்கமாக கோணிக் கொள்ளும். ஒரு கை, ஒரு கால், கட்டை விரல் ஆகியவை மட்டும் தொடர்ந்து துடிக்கும். கண்களில் ஏதோ ஒரு தோற்றம் தெரிவதாகவும், துர்நாற்றம் வருவதாகவும், பயமாக இருப்பதாகவும் பாதிக்கப்பட்டவர் கூறுவார்.

பொதுவான அறிகுறிகள்

கண்களில் பூச்சி நகர்வது போன்ற உணர்வு, காதுகளில் ஒலி கேட்பது, தலைவலி, வாந்தி, குமட்டல் ஆகியவை.

பரிசோதனைகள்

சிறுகுழந்தையாக இருக்கும்போது ஏற்பட்ட பாதிப்புகள், குடும்பத்தில் வேறு எவருக்கேனும் உள்ள பாதிப்பு, போதை மருந்துப் பழக்கம், குடல் புழுக்கள், அதிக ரத்த அழுத்தம், சர்க்கரை நோய், கல்லீரல் நோய்கள், இதய பாதிப்பு போன்ற நோய்களின்போதும் வலிப்பு வர வாய்ப்பிருப்பதால் எந்த காரணத்தால் வலிப்பு வந்தது என்பதை இசிஜி, எக்ஸ்-ரே எடுத்துப் பரிசோதித்துக்கொள்ளலாம்.

தலைவலி, வாந்தி மற்றும் குமட்டல் இருந்தால் மூளைக் கட்டியால் வலிப்பு வருவதை உணர்ந்துகொள்ளலாம்.

வலிப்பு வரக்கூடிய பெண்கள், கர்ப்பம் தரித்த பிறகு அதன் பாதிப்பு தீவிரமாவதை உணர்வார்கள். மருத்துவர் ஆலோசனைப்படி மருந்து மாத்திரைகளை எடுத்துக்கொள்ள வேண்டும்.

பெரும்பாலான சமயங்களில் குழந்தைகளுக்குப் பாதிப்பு ஏதும் ஏற்படுவதில்லை என்றாலும் சிலருக்கு பிறவிக் குறைபாடு உள்ள குழந்தை, குறை பிரசவம், எடை குறைந்த குழந்தை, மூளைக் கோளாறு உள்ள குழந்தை ஆகியவை பிறக்கக்கூடும்.

கர்ப்பக் காலத்தின் பிற்பகுதியில் மருந்து மாத்திரைகளை நிறுத்திவிடும்போது வலிப்பு மீண்டும் வந்தால் பிள்ளைப் பேற்றினால் வரும் வலிப்பா அல்லது காக்காய் வலிப்பா என வேறுபடுத்தி அறியமுடியாமல் போகலாம்.

வலிப்புவரும் பெண்கள் கருத்தடை மாத்திரைகளைப் பயன்படுத்தக் கூடாது. மந்திரம், தாயத்து என்று போட்டுக் கொண்டு உடம்பைக் கெடுத்துக்கொள்ளாமல், மருத்துவரை அணுகி முறையான கண்காணிப்பு மற்றும் சிகிச்சையைப் பெற்றுக்கொள்ள வேண்டும்.

மேலும் சில கொடிய நோய்கள்

மூளை ரத்தக் குழாய் பாதிப்பு, மூளை மற்றும் முதுகுத்தண்டு காயங்கள் அல்லது பாதிப்பு, டி.பி. நோயின் பாதிப்பால் முதுகுத்தண்டு எலும்புகள் பாதிக்கப்பட்டு அதன் செயல்கள்

முடங்கிப்போதல் ஆகியவற்றால் பாதிக்கப்பட்டவர்களுக்கு பக்கவாதம் வருவது உண்டு.

பக்கவாதம்

பக்கவாதத்தால் கர்ப்பத்துக்கு எந்த இடையூறும் கிடையாது. ஆனால், எப்போதும் படுத்துக்கொண்டிருப்பதால் ஏற்படுகிற படுக்கைப் புண் மற்றும் சிறுநீர்ப்பை அழற்சி ஆகியவை நோய்த்தொற்றை உண்டாக்கும். தொடு உணர்ச்சி இல்லாததால் கர்ப்பிணியால் குழந்தையை முக்கி பிரசவிக்க முடியாது. இதனால், பிரசவ வலி நீண்ட நேரம் நீடிக்கலாம். ஏற்கெனவே இந்த நோயால் பாதிக்கப்பட்டவர்கள் கருத்தரித் திருந்தால் பேறுகால சிக்கல்களைத் தவிர்ப்பதற்கு சிசேரியன் செய்துகொள்ளலாம்.

கபால நரம்புகள் பாதிக்கப்படுதல்

கபால நரம்பு பாதிக்கப்பட்டால் வாய் ஒரு பக்கமாக வளைத்துக்கொண்டு கோணலாகும். இமைகளை மூட முடியாது. கண்ணீர் வடிந்தபடி இருக்கும். எதையும் விழுங்க இயலாது. இந்த நோய் நாளடைவில் சரியாகிவிடும். கர்ப்பிணிக்கு இந்தப் பாதிப்பு ஏற்பட்டால் அச்சப்படத் தேவையில்லை. சரியான கண்காணிப்பின் மூலம் பாதிக்கப் பட்டவருக்கு சுகப்பிரசவம் உண்டாக்கலாம்.

ஆஸ்துமா மற்றும் மூச்சுத்திணறல்

நுரையீரல் பாதிப்புகள் பெரும்பாலும் நோய்க்கிருமிகள், ஒவ்வாமையை உண்டாக்கும் ஒவ்வான்கள் ஆகியவற்றால் வருகின்றன. கர்ப்பக் காலத்தின் இறுதிக்கட்டத்தில் கருப் பையின் வளர்ச்சியால் உதரவிதானம் மேல் நோக்கித் தள்ளப்படுவதால் சுவாச மண்டலம் குறுகியும் அகன்றும் காணப்படுகிறது. ஏற்கெனவே இச்சமயங்களில் மூச்சுத் திணறலால் அவதியுறும் கர்ப்பிணி, சுவாசக் குழல் அழற்சியின்போதும், நுரையீரல் பாதிப்புகளின்போதும் அதிகமாகச் சிரமப்படுகிறாள். தக்க ஆன்டிபயாடிக்குகள் மூலம் எளிதில் நோயை குணப்படுத்திவிட முடியும்.

தாய்க்கு ஏற்படும் நுரையீரல் அழற்சியால் ஆக்ஸிஜன் கிடைக்காமல் கருக்குழந்தை பாதிக்கப்படலாம். பிரசவத்தின்

போது மயக்க மருந்து கொடுக்கிற நிலை வந்தால் உணர் விழந்த நிலையில் பாதிப்பு நேரிடலாம். வயிற்றில் உள்ள உணவு மூச்சுக் குழாய்க்குள் செல்ல நேர்ந்தால் மூச்சு தடை படவும் கூடும்.

எனவே, பிரசவ காலத்தை எதிர்கொள்ளும் பெண், எந்த சூழலிலும் எளிதில் ஜீரணமாகாத அல்லது கடினமான உணவுகளை உட்கொள்ளக் கூடாது.

ரத்தசோகை

ரத்தத்தில் உள்ள சிவப்பணுக்களின் எண்ணிக்கை கர்ப்பக் காலத்தில் வெகுவாகக் குறைந்து ரத்த சோகை வரும் நிகழ்வால் பல கர்ப்பிணிகள் அடிக்கடி நோய்க்கு ஆளாகி றார்கள்.

இந்தப் பிரச்னை ஏன் அடிக்கடி கர்ப்பிணிக்கு வருகிறது என்றால், கருவுக்குத் தேவையான கூடுதல் ஊட்டச்சத்து ஆக்ஸிஜன் போன்றவை தாயாரின் ரத்தம் மூலமே கடத்தப் படுகின்றன. இரும்புச்சத்து போதிய அளவில் சாப்பிடாத தாய்மார்கள் மற்றும் ஊட்ட உணவு உட்கொள்ளாதவர்கள் ஆகியோருக்கு ரத்தப் பற்றாக்குறை ஏற்படுவதால் நோய்த் தாக்கம் ஏற்படுகிறது.

இந்தப் பிரச்னைக்கு, இரும்புச் சத்து மாத்திரைகளைக் கொடுத்து சரிசெய்யலாம்.

ரத்த நிறமிகள் சரியாக இருக்கின்றனவா என்பதைச் சரி பார்ப்பதற்காகவும், வேறு ஏதேனும் நோய்த்தொற்று இருப் பின் அதை அறிவதற்கும் ரத்தப் பரிசோதனை செய்துகொள்ள வேண்டும்.

இந்தப் பரிசோதனையில், ரத்த நிறமியான ஹீமோகுளோபின் குறைந்திருந்தால் ரத்த சோகை வந்திருப்பது கண்டுபிடிக்கப் பட்டு அதற்காக சிகிச்சை அளிக்கப்படும். ரத்த சோகைக்காக மட்டுமே பரிசோதனை செய்யாமல், மருத்துவர் வேறுசில சோதனைகளையும் செய்யக்கூடும்.

உதாரணமாக, தாயாரின் ரத்தப்பிரிவை பரிசோதனை மூலம் கண்டறிந்து பாதுகாப்பான ரத்தம் செலுத்தவும், பிரசவ

காலத்தில் தேவைப்படும் சிகிச்சைக்காக ரத்தத்தை வாங்கவும் மருத்துவரால் இயலும்.

முதல்முறையாக கருவுறும் பெண்ணுக்கு ஆர்.எச். காரணி கண்டறியப்படவேண்டும் என்பதற்காக ரத்தப் பரிசோதனை கட்டாயமாக்கப்படும். இதன்மூலம், குறைபாடு உள்ள குழந்தைப் பேற்றை தவிர்த்துவிடலாம்.

கணவருக்கு ஆர்.எச். பாசிடிவ் ஆகவும், மனைவிக்கு ஆர்.எச். நெகடிவ் ஆகவும் இருந்தால், பிறக்கும் குழந்தைக்கு பாதிப்பு ஏற்படலாம். முதல் குழந்தைக்கு பாதிப்பு தீவிரமாக இல்லா விட்டாலும் அடுத்துப் பிறக்கும் குழந்தையை போராடித்தான் காப்பாற்ற வேண்டும். தற்போது இதற்கான தடுப்பூசி முறைகள் நடைமுறையில் உள்ளன.

ரத்த அழுத்தம்

அதிக ரத்த அழுத்தம் காரணமாக கர்ப்பிணிகளும், கருக் குழந்தையும் மரணமடையும் வாய்ப்பு அதிகம். கர்ப்பிணி களின் மரணத்துக்கு முதற்காரணம் அதிக ரத்த அழுத்தம்.

பொதுவாக, இதயம் சுருங்கும்போது ரத்த அழுத்தம் 120 மி.மீ. ஆகவும், விரியும்போது 80 மி.மீ. ஆகவும்தான் இருக்கும். முதல் ஆறு மாத காலத்தில் இது சற்று குறைவாக அதாவது இதயம் சுருங்கும்போது 100 மி.மீ. ஆகவும், விரியும்போது 80 மி.மீ. ஆகவும் இருக்கும்.

கர்ப்பத்தின் 24 வாரத்துக்குப் பிறகு இந்த அளவு அதிகரிக்க ஆரம்பிக்கும். விரிவு அழுத்தம் 90 முதல் 100 வரை இருக்கும் போது கர்ப்பச் சன்னி என்ற பிரச்னை வந்துவிடும். 110 அல்லது 120 ஆக உயரும்போது இதயத்தில் பிரச்னை, மூளையில் ரத்தக் கசிவு ஆகியவை ஏற்படும். 130-ஐ தாண்டும்போது மூளையில் ரத்தம் கசிந்து உயிருக்கு ஆபத்து விளையும்.

அடிக்கடி தலைச்சுற்றல், பார்வை மங்கலாகி இருண்டு விட்டது போன்று இருத்தல், பாதங்கள் வீங்கிக்கொள்ளுதல் போன்றவை முக்கியமான அறிகுறிகள். பாதங்கள் வீங்கி னால், கர்ப்பிணி எதன் மீதோ ஆசைப்பட்டுவிட்டதாக நினைக்காமல், ரத்த அழுத்தத்தால் பாதிக்கப்பட்டிருக்கிறாரா என்பதைப் பரிசோதித்துப் பார்க்கவேண்டும்.

காரணம் எனப் பார்க்கும்போது, வறுமை, பரம்பரை, சிறு நீரகப் பாதிப்பு, பனிநீர் மிகைப்பு, இரட்டைக் குழந்தைகள், டென்ஷன் மற்றும் கவலை போன்றவை.

கர்ப்பக் காலத்தில் அதிக ரத்த அழுத்தம் இருந்தால் கர்ப்பச் சன்னி, கர்ப்பிணி மற்றும் கருக்குழந்தை மரணம் அடைதல் ஆகியவை இருக்கும்.

இதைத் தவிர்ப்பதற்கு தொடக்கத்திலிருந்தே முழு பரிசோதனை, முழுமையான ஓய்வு, ரத்த அழுத்தத்தைக் குறைக்கும் மருந்துகள் ஆகியவற்றைத் தவறாமல் பின்பற்ற வேண்டும். பிரசவத்துக்குப் பின்னரும் அதிக ரத்த அழுத்தம் இருக்கிறதா என்பதைப் பரிசோதித்துக்கொள்ள வேண்டும்.

4

கர்ப்பக் காலத்தில் எதிர்பாராத நிலைகள்

கர்ப்பக் காலச் சிக்கல்கள் எதுவும் இல்லாமல் நல்ல முறையில் குழந்தை பெறும் நிலை எல்லோருக்கும் வாய்த்துவிடுவதில்லை.

சுமார் 15 சதவீத பெண்களின் கர்ப்பம் சிதைந்து விடுவதிலும், கர்ப்பிணியின் உயிருக்கு ஆபத் தாகவும் முடிந்துவிடுகிறது. இதைத் தவிர்க்க, தீவிர சிகிச்சைப் பிரிவு அல்லது மகப்பேறு மருத்துவரின் தீவிர கண்காணிப்பின் கீழ் கர்ப்பிணி இருக்கவேண்டியிருக்கும்.

இத்தகைய நிலையில், தாயின் உயிரைக் காப் பாற்றுவதை முக்கியக் குறிக்கோளாக நினைத்து மருத்துவர்கள் செயல்படுகிறார்கள். அப்படிப்பட்ட சில சூழல்களைத் தெரிந்து கொள்ளுங்கள்.

கருச்சிதைவிலிருந்து குழந்தை காப்பாற்றப் பட்டாலும் சிலவேளைகளில் ஊனமுற்றதாகி விடுகிறது. இதைப் பற்றியும் தெரிந்துகொள் ளுங்கள்.

கருச்சிதைவு

கர்ப்பக் காலத்தில், எதிர்பாராதவிதமாக கரு கலைந்து விடுவதைத்தான் கருச்சிதைவு என்கிறோம். கருச்சிதைவு ஏற்பட்ட பல பெண்கள் குற்ற உணர்ச்சியாலும், எதையோ இழந்துவிட்டதைப் போன்ற உணர்வினாலும் தவிக்கும் நிலை உண்டாகும். அதிலும், கர்ப்பம் முதிர்ந்த பிறகு சிதையும் நிலையிருந்தால் நமக்கு வேண்டிய ஒருவரை இழந்துவிட்டதைப் போன்ற துயரம் இருக்கும்.

காரணங்கள்

கருவுற்ற 12 வாரங்களுக்குள்ளேயே ஆறு கர்ப்பங்களில் ஒன்று இவ்வாறு சிதைந்துவிடுகிறது. மரபியல் காரணிகள் அல்லது சினை முட்டையில் ஏற்படும் ஏதோ ஒரு தவறு, முட்டை சரியாக பதியமாகாத நிலை, நஞ்சுக்கொடி சரியாக செயல்படாத நிலை, கருப்பைக் கழுத்து பலவீனம், அதிக ரத்தக் கொதிப்பு, டாக்சீமியா என்ற குறைபாடு, சைட்டோ மெகாலோ மற்றும் ஹெர்ப்பஸ் சிம்ப்ளக்ஸ் வைரஸ் போன்ற கிருமிகள், பாலுறவுத் தொற்றுநோய்கள் மற்றும் தீவிர நோய்கள், நாளமில்லாச் சுரப்பிகளில் ஏற்படும் குறைகள் போன்றவற்றால் கருச்சிதைவு உண்டாகிறது.

கருப்பை பலவீனமாக இருக்கும்போது முழு ஓய்வு தேவைப் படக்கூடும். இதை உணராமல் வேலைக்குப் போவது, குனிந்து நிமிர்ந்து கடுமையான வேலை செய்வது போன்றவற்றால் பல கருக்கள் கலைந்துவிடுகின்றன. இதைத் தவிர்க்க, தொடர்ந்து மருத்துவரின் தீவிர கண்காணிப்பின் கீழ் இருக்கவேண்டும்.

அறிகுறிகள்

28 வாரங்களுக்குள் கர்ப்பமானது முடிவடைந்துவிடும் நிலைதான் கருச்சிதைவு. இந்த வாரத்தைத் தாண்டி குழந்தை பிறந்தால் பிழைத்துக்கொள்ளும்.

மாதவிலக்கைப் போன்று ரத்தத்துடனும், வலியுடனும் துவக்க கால கருச்சிதைவு நிகழும். அதற்கு அடுத்த மாதத்தில் ஏற்படும் கருச்சிதைவின்போது பிரசவத்தைப்போல் வலி இருக்கும். இதற்குக் காரணம், கருவானது முழு உருவத்தை அடைந்துவிடுவதுதான்.

கருவானது சிதைய ஆரம்பிக்கும்போது முதலில் ரத்தப் போக்குதான் ஏற்படும். இதை உணர்ந்துகொள்ளும் பெண், உடனடியாக மருத்துவச் சிகிச்சை பெற்றால் பெரும் பாலும் கருச்சிதைவைத் தவிர்த்துக்கொள்ளலாம்.

மருத்துவரிடம் செல்ல முடியாத நிலை ஏற்பட்டால், பேசாமல் படுத்து நன்றாக ஓய்வெடுத்தாலும்போதும். இதையும் மீறி கரு கலைவதைத் தடுக்க இயலாது.

ரத்தப்போக்கும், தசைப்பிடிப்பும் ஏற்பட்டு கரு கலையும் நிலை ஏற்பட்ட பிறகு, முழு ஓய்வெடுத்தால் சுமார் ஐம்பது சதவீதம் அளவுக்கு கர்ப்பம் சிதையாது. ஓய்வுக்குப் பிறகும் கூட அதிகமான ரத்தப்போக்கு, கடுமையான தசைப்பிடிப்பு ஏற்பட்டால் கருப்பைக் கழுத்து திறந்து பிண்டம் தொங்கிக் கொண்டிருக்கும். இதற்கு, தவிர்க்க இயலாத கருச்சிதைவு என்று பெயர்.

கர்ப்பக் காலத்தின் 6 முதல் 16-வது வாரம் வரையில் கருச்சிதைவு ஏற்படும். கருவானது ஏற்கெனவே இறந்திருந் தாலும் முற்றிலும் வெளிப்பட்டிருக்காது. இதை முற்றுப் பெறாத கருச் சிதைவு என்கிறார்கள்.

தொடர்ந்து கட்டி கட்டியாக அதிகமான ரத்த இழப்பு இதன் முக்கிய அறிகுறி. கர்ப்பிணியின் உயிருக்கு ஆபத்து ஏற்படுமோ என்ற அச்சம்கூட உண்டாகும்.

பனிக்குடத்தில் உள்ள எஞ்சிய திசுக்கள் முற்றிலுமாக அகற்றப்படும் வரை இந்த நிலை தொடர்ந்து நீடிக்கும். பனிக் குடம் வளர்ச்சியடைவதை நிறுத்திவிடும்போது கருவானது இறந்துவிடுவதால் கருவானது கருப் பள்ளத்திலேயே இருக்கும். இவ்வாறு எட்டு வாரங்கள் வரைகூட கருப்பையில் கரு தங்கும். இதை, தவறும் கருச்சிதைவு என்பார்கள். இந்த வேளையில் மாதவிலக்கு வராது. கர்ப்பத்துக்கான மாற்றங் களும் இருக்காது.

சிகிச்சை முறைகள்

கருச்சிதைவு ஏற்பட்டுவிட்டால் டி அண்ட் சி என்ற முறையில் கருப்பைத் திசுச்சுரண்டல் மூலம் கருப்பையை சுத்தம் செய்துவிடலாம். தாயின் ரத்தப் பிரிவைக் கண்டறிந்து

எதிர்காலத்தில் இவ்வாறு கருச்சிதைவு ஏற்படாமல் இருக்க தடுப்பு ஊசி போடுவார்கள்.

புற கர்ப்பம்

புற கர்ப்பத்தை இடம் மாறிய கர்ப்பம் என்று சொல்வார்கள். கருவுற்ற பிறகு சினைமுட்டையானது கருப்பைக்கு நகர் வதற்குப் பதிலாக கருப்பைக் குழாயிலேயே ஒட்டிக்கொண்டு வளரும். அரிதாக கருப்பைக் குழாய்க்கு வெளிப்பக்கம் அல்லது கருப்பைக்குழாயின் முனையில்கூட கருவுற்று பிறகு வயிற்றுப் பகுதியில் பதியமாகி வளர்வது உண்டு.

பெரும்பாலும் இவை சிதைந்துவிடும் என்றாலும் அரிதாக ஒன்றிரண்டு வளர்ந்துவிடுகின்றன.

காரணங்கள்

அடைப்பு மற்றும் நோய்த்தொற்றினால் கருப்பைக்குழாய் சேதமடைவதால், கரு அங்கிருந்து கருப்பைக்கு நகர இயலாத நிலை ஏற்பட்டு புற கர்ப்பம் தோன்றுகிறது.

கடந்த முறை புற கர்ப்பம் அல்லது சிசேரியன் நிகழ்வு, இடுப்புக்கூட்டில் அறுவை அல்லது கட்டி, கருப்பைக் குழாய்களில் அடைப்பு, கடந்த முறை நிகழ்ந்த கருச் சிதைவு, கருப்பையின் உள்படலம் இடம் மாறியிருத்தல், பாலுறவுக்கு முன்பாக ஈஸ்ட்ரோஜென் மாத்திரைகளைப் பயன்படுத்தி இருத்தல் போன்றவற்றை காரணங்களாகச் சொல்லலாம்.

அறிகுறிகள்

மாதவிலக்கு நின்றபிறகு வயிற்றின் ஒரு பக்கத்தில் குறிப்பாக கீழ்வயிற்றுப் பகுதியில் வலி, ரத்தப்போக்கு, மயக்கம் வருவதைப் போன்ற உணர்வு ஆகியவை முக்கிய அறி குறிகள். கர்ப்பம் ஒரு குறிப்பிட்ட அளவை அடையும்வரை கருத்தரிப்பு நிகழ்ந்திருப்பதை மருத்துவர்கூட உறுதியாகக் கூற முடியாது.

புற கர்ப்பத்தை அறிவதற்காக அல்ட்ரா சவுண்டு, ஹார்மோன் பரிசோதனை ஆகியவை மேற்கொள்ளப்படுகின்றன. இவை, முழு பலன் தராது என்பதால் கல்டோ சென்டசிஸ் எனப்படும் பரிசோதனைக் கருவியின் மூலம் பிறப்புறுப்பின்

மேற்பக்கம் வழியாக ஓர் ஊசியை செலுத்தி பரிசோதிப் பார்கள். அதைத் தொடர்ந்து லேபராஸ்கோப் பரிசோதனை யும் செய்வார்கள்.

சிகிச்சை

நோயாளி இளவயதினராக, மலட்டுத்தன்மை உள்ளவராக இருந்துவிட்டால், கருக் குழந்தை எங்கு பதியமாகி வளர்ந் திருக்கிறது என்பதைப் பொறுத்து நோயாளியை மருத்துவ மனையில் சேர்த்து அறுவைச் சிகிச்சை மூலம் குழந்தையைப் பாதுகாப்பாக எடுக்க வேண்டும்.

கர்ப்பம் வெடித்து வராமல் இருந்தால் அறுவைச் சிகிச்சை மூலம் கருக்குழாயைத் திறந்து கர்ப்பத்தை எடுத்து குழாயை மூடி கர்ப்பத்தை உரிய இடத்தில் வைக்கலாம்.

ஊனமுற்ற குழந்தை

பரம்பரைக் குறைபாடு உள்ள கர்ப்பிணி தனது கர்ப்பக் காலத்தில் கருக் குழந்தை எவ்வாறு உள்ளது என்பதை அல்ட்ரா சவுண்டு பரிசோதனை மூலம் தெரிந்துகொள்ள முடியும். தவிர, ஊனமுற்ற குழந்தை போதிய வளர்ச்சி பெற்றிருக்காது என்பதால் கருக்கால மாற்றங்கள் போதிய அளவு இருக்காது. இதைக்கொண்டு குழந்தையின் நிலையை அறிந்து கொள்ள இயலும்.

ஆகவே, குறைபாடு உள்ள குழந்தைப் பேற்றைத் தவிர்க்க, ஊனமுள்ள குழந்தை ஏன் பிறக்கிறது என்பதைப் பரம்பரை நோய் இயல் வல்லுநரை அணுகித் தெரிந்துகொண்டு அதன் பிறகு கருத்தரிப்பது நல்லது.

குறை பிரசவம்

எல்லோருக்கும் இனிமையான பிரசவம் நடைபெற வேண்டும் என்பதுதான் ஆசை. ஆனால், சுமார் பன்னிரண்டு முதல் பதினெட்டு சதவீதம் பேருக்கு குறை பிரசவமாகி விடுகிறது.

இயல்பு எடையான இரண்டரை கிலோவுக்கும் குறைவான எடையுடன் குழந்தை பிறந்தால் அது எடை குறைந்த குழந்தை அல்லது குறை பிரசவக் குழந்தை எனப்படுகிறது.

ஏழு மாதங்களுக்குப் பிறகு திடீரென எப்போதாவது சிறுநீர் கசிவது அல்லது பெருக்கெடுப்பது போன்றோ பனிநீர் வெளியேறுவதைத் தொடர்ந்து பிறக்கும் குழந்தை குறை பிரசவக் குழந்தையாகும்.

ஒருமுறை கருத்தரித்து குறை பிரசவத்தில் குழந்தை பெற்றிருந்தால் மறுமுறையும் அவ்வாறு நிகழ வாய்ப்பு இருக்கிறது.

குழந்தை, குறை பிரசவத்தில் பிறந்தால் என்ன என்று சிலர் நினைக்கலாம்.

குறை பிரசவ குழந்தைக்கு உயிர் பிழைக்கும் வாய்ப்பு குறைந்து மரணவிகிதம் அதிகரிக்கும். 750 கிராம் எடைக்கும் கீழ் இருந்தால் நூறில் எட்டு குழந்தைதான் பிழைக்கும். குழந்தைகளில் அறுபது சதவீதத்தினர் பிறந்த 48 மணி நேரத்துக்குள் இறந்துவிடுவார்கள்.

முக்கால் முதல் ஒரு கிலோவரையுள்ள குழந்தை பிழைக்க முப்பது சதவீத வாய்ப்பு மட்டுமே உள்ளது. ஒன்று முதல் ஒன்றரை கிலோ எடையுள்ள குழந்தை பிழைக்க நாற்பது சதவீதம் வாய்ப்பு இருக்கிறது.

குறை பிரசவத்தில் பிறந்த குழந்தையைப் பராமரிப்பது கடினமாகும். குழந்தையின் உடல் திறனும், அறிவுத் திறனும் சிலவேளைகளில் பாதிக்கப்படலாம்.

அடுத்த பத்தாண்டுகளில் அந்தக் குழந்தை இறந்துபோக அதிக வாய்ப்பு இருக்கிறது. மூளை வளர்ச்சி இல்லாத நிலை, கண் பார்வை பாதிக்கப்படுவது போன்றவை இந்தக் குழந்தைகளுக்குத்தான் அதிகமாக வரும்.

காரணம்

குறைபிரசவம் நிகழ்வதற்கு என்ன காரணம் என்பதைப் பார்த்தால், அடிக்கடி கருப்பைத் திசுச்சுரண்டல் எனப்படும் டி அண்ட் சி செய்துகொள்வதால் கருப்பைக் கழுத்துப் பகுதி வலுவிழந்துவிடும். இதனால், கருப்பைத் திசு தளர்ந்து அதில் கருத்தரித்து வளரும்போது கருவைத் தங்கவைக்க முடியாமல் வாய் திறக்க ஆரம்பித்துவிடும். பெரும்பாலும் இந்த

நிலையில் கரு சிதைந்துவிடும். அவ்வாறு நிகழாதபோது குறை பிரசவம் உறுதியாகும்.

குழந்தை கருவில் வளர்ந்துகொண்டிருக்கும்போது கருப்பையானது குறிப்பிட்ட காலத்துக்கு முன்பே, அதாவது குழந்தையின் வளர்ச்சி முற்றுப்பெறும் முன்பே வெளியேற்றிவிடுவது ஒரு காரணம். இத்தகைய தன்மையில் பிறக்கும் குழந்தைதான் குறைமாதக் குழந்தை அல்லது ப்ரிடெர்ம் பேபி என்று அழைக்கப்படுகிறது.

கர்ப்பத்தில் உள்ள குழந்தையின் வளர்ச்சி பாதிக்கப்பட்டு அதனால் குழந்தை எடை குறைவாகப் பிறந்துவிடுதல் இன்னொரு காரணம். இந்தக் குழந்தையை, வளர்ச்சி குறைந்த அல்லது முதிராத குழந்தை என்பார்கள். ஆங்கிலத்தில் இதற்கு ப்ரி மெச்சூர் பேபி என்று பெயர்.

பொதுவாக, குழந்தையானது 37-வது வாரத்துக்கு முன்பு பிறந்தால் குறைபிரசவக் குழந்தையாகவும், 37 வாரத்துக்குப் பிறகு பிறந்தும் எடைகுறைவாக இருந்தால் முதிராத குழந்தையாகவும் கருதப்படுகிறது.

இந்தப் பிரச்னைக்கு, தாயின் உடல்நலம் இன்னொரு முக்கியக் காரணம். தாய்போதுமான ஊட்டச்சத்து சாப்பிடாதவராக இருந்து, கர்ப்பக் கால பராமரிப்பு போதுமானதாக இல்லாவிட்டாலும், ரத்த சோகை மற்றும் அதனால் தோன்றும் அசதியினால் பாதிக்கப்பட்டிருந்தாலும், பால்வினை நோய்களால் தாக்கப்பட்டிருந்தாலும் குறை பிரசவம் நிகழும். ஏறக்குறைய 15 சதவீதம் அளவுக்கு பெண்கள் ரத்த சோகை மற்றும் அசதியால் பாதிக்கப்படுகிறார்கள்.

கர்ப்பிணிக்கு கடுமையான காய்ச்சல், முறைக் காய்ச்சல், ரத்த சோகை, பி.பி. (ரத்தக் கொதிப்பு), சர்க்கரை நோய், மஞ்சள் காமாலை, சிறுநீரகப் பாதிப்புகள், இதய நோய்கள் மற்றும் தொடர்ந்த சீதபேதி இருந்தாலும் குறை பிரசவமாகும். இவ்வாறு ஏற்படும் பிரசவங்களில் 65 சதவீதம் தாயின் உடல் நலக்குறைவால் தோன்றுகிற பிரச்னையாகும்.

தாயின் வயது இன்னொரு முக்கியக் காரணம். 16 வயதுக்கு உள்பட்டவராகவோ அல்லது 35 வயதுக்கு மேற்பட்டவ

ராகவோ இருக்கும் தலைச்சன் கர்ப்பிணிகளுக்குக் குறை பிரசவம் நிகழ அதிக வாய்ப்பு இருக்கிறது.

அடிக்கடி கருத்தரிப்பவர்களுக்கும் குறை பிரசவம் நிகழும். செப்டேட் யூட்ரஸ் எனப்படும் தடுக்கமைந்த கருப்பை, டைடெல்பிஸ் எனப்படும் இரட்டைக் கருப்பை, ஒற்றைக் கூம்பு கருப்பையான யுனிகார்னுயேட் யூட்ரஸ், கவர்க்கூம்பு கருப்பை எனப்படும் பைகார்னுயேட் யூட்ரஸ் ஆகிய வற்றாலும் குறை பிரசவம் நிகழும்.

பனிக்குட நீர் அளவுக்கு அதிகமாவது, இரட்டைக் கர்ப்பம் ஆகியவற்றால் கருப்பை விரிந்துகொடுக்க நேர்வதால் குறை பிரசவம் நிகழலாம்.

கருப்பை தொய்வடையும் நிலையை உண்டாக்கக்கூடிய கருப்பைத் திசுச்சுரண்டல் (டிஅண்ட்சி) போலவே, கருப்பைக் கழுத்துப்பகுதியில் மேற்கொண்ட அறுவைச் சிகிச்சைகளும்கூட குறை பிரசவத்தை உண்டாக்கும்.

பிறவியில் வரும் பிரச்னைகளால் வளர்ச்சியடையாத கருப்பை, கருப்பையில் பைப்ராய்டுகள் எனப்படும் நார்க் கட்டிகள், கருப்பை வளர்ச்சி அடையாத நிலையில் கருத் தரித்தல், கருப்பை இடம் மாறுதல், குறை உள்ள விந்தணு மற்றும் முட்டையினால் கருத்தரித்தல் ஆகியவையும் குறை பிரசவத்தை உண்டாக்கும்.

கருக் குழந்தை மெலிந்திருத்தல், நஞ்சு போன்றவற்றில் ஏற்படும் மாற்றங்களும், கர்ப்பச் சன்னிக்கு முன் நச்சு நோயால் நஞ்சு முன்னதாகப் பிரிந்துவிடுதல் அல்லது நஞ்சு இடம் மாறுதல் ஆகியவற்றாலும் குறை பிரசவம் ஏற்படும்.

குழந்தை இடம் மாறி அமைந்திருப்பதால் கருவுற்ற சுமார் ஐந்து சதவீத பெண்களுக்குக் குறை பிரசவம் ஏற்படுகிறது.

தவிர்க்கும் வழிகள்

குறை பிரசவம் வரக்கூடிய வாய்ப்பு உள்ளவர்கள் ரத்த அழுத்தம், சர்க்கரை நோயில் இருந்து தங்களைக் காப்பாற்றிக் கொள்ள வேண்டும். கருவுற்று மூன்று மாதங்களுக்கு மேலான நிலையில், கருப்பையில் தொய்வு இருந்தால்

கருப்பை வாய் திறக்க வாய்ப்பு இருக்கிறது. இதற்கு சுருக்குத் தையல் போட்டுக்கொள்ள வேண்டும். இதன்மூலம், 90 சதவீத குழந்தைகளைக் காப்பாற்றிவிடலாம்.

மருத்துவர் கொடுத்த தேதிக்கு முன்னதாகவே பிரசவ வலி வந்தால் அருகில் உள்ள மருத்துவமனைக்குச் சென்று ஓய்வு எடுத்துக்கொள்ள வேண்டும். வலியைத் தடுக்கும் மருந்து களையும், ஓய்வு முறைகளையும் மருத்துவர் சொல்கிறபடி பயன்படுத்திக்கொள்ள வேண்டும். குழந்தைப் பேற்றை தவிர்க்க முடியாத நிலை வந்தால், சிசேரியன் முறையில் குழந்தையை வெளியே எடுத்துவிடலாம். இயல்பாகப் பிறக் கட்டும் என விட்டுவிட்டால், யோனியின் வழியில் முட்டி குழந்தை சோர்ந்துவிடும். பிறகு, அதைக் காப்பாற்ற தீவிர பாதுகாப்பும் தேவைப்படும்.

குறை மாதக் குழந்தையைப் பாதுகாக்கும் முறை

குறை மாதக் குழந்தையை இன்குபேட்டரில் வைத்து இருப் பதைப் பார்த்திருப்பீர்கள்.

ஏனெனில், குழந்தையின் உடல் பரப்பு அதிகமாகவும், தோலுக்கு அடியில் கொழுப்புச்சத்து குறைவாகவும், தசைப் பெருக்கம் இல்லாமலும் வெப்பத்தை ஒரே நிலையில் வைத்திருக்கும் மூளையின் முக்கிய பாகம் சரியாக முதிர்ச்சி அடையாமலும் இருப்பதால் உடம்பில் சூடு ஏறாது.

வியர்க்கும் சக்தி குறைவாக உள்ளதால் உடல் வெப்பத்தை சீராக வைத்துக்கொள்ள உடல் போராடும். இவற்றைத் தவிர்க்கவே இன்குபேட்டர் பயன்படுத்தப்படுகிறது.

இன்குபேட்டர் இல்லாத இடத்தில் என்ன செய்வது?

குழந்தையை ஒரு துணியில் சுற்றி தொட்டிலின் ஓரத்தில் இளஞ்சூட்டில் சுடுநீர்ப்பையை வைக்க வேண்டும். சுடு நீர்ப்பை, குழந்தையின் தோலில் பட்டு சுட்டுவிடாதபடி துணியால் மூடி மிகக் கவனமாக வைக்க வேண்டும்.

குழந்தைக்கு கதகதப்பாக இருக்க கம்பளி ஆடையோ, கோடைக்காலமாக இருந்தால் பருத்தி ஆடையோ உடுத்த வேண்டும்.

குழந்தையைப் பாதுகாக்க, 27 முதல் 32 செல்சியஸ் சூடு இதமாக இருக்கும். முதல் இரண்டு நாள்களுக்கு குளுக்கோஸை சிரை வழியாக சொட்டு சொட்டாக ஏற்ற வேண்டும். தாய்ப்பாலை உறிஞ்சும் அளவுக்கு குழந்தைக்கு சக்தியிருந்தால் இங்க் ஃபில்லர் அல்லது சிறிய கரண்டியில் பால் எடுத்து குழந்தைக்குப் புகட்ட வேண்டும்.

குழந்தைக்கு மூச்சுவிடும் திறன் மிகக் குறைவாக இருக்கும். எண்டோட்ரெக்கியல் போன்ற உள்செலுத்தும் மூச்சுக்குழல் சாதனங்களைப் பொருத்தி சுவாசத்தை சீராக்க வேண்டும்.

தாயார் மிகவும் சுத்தமாகவும், குழந்தை இருக்கும் இடத்தில் சளி, இருமல் போன்ற தொல்லைகள் இல்லாமலும் பார்த்துக் கொள்ள வேண்டும்.

உறவினர்களை அனுமதிக்கக் கூடாது. மருத்துவமனையில் இருந்து குழந்தையை வீட்டுக்கு எடுத்துச் சென்றால், கதகதப் பான பஞ்சணையில் வைத்திருக்க வேண்டும். தரையில் போடுவது, குளிரான சூழலில் குழந்தையை வைத்திருத்தல் போன்றவை கூடாது.

தாய் தனது பாலை பீய்ச்சி மெல்ல புகட்ட வேண்டும். குழந் தையைக் குளிக்க வைக்காமல் துடைத்தெடுக்க வேண்டும். மருத்துவர் சொல்லும் வழிமுறைகள் அனைத்தையும் கேட்டு தவறாமல் நடந்துகொள்ள வேண்டும்.

குறை பிரசவம் போன்ற பிரச்னைகள் வராமல் இருப்பதற்கு, குறை பிரசவம் நடக்க வாய்ப்பு இருந்தாலும் இல்லா விட்டாலும் தொடர்ந்து மகப்பேற்று மருத்துவ நிபுணரின் கண்காணிப்பின் கீழ் இருப்பது நல்லது.

5
பிரசவத்துக்குத் தயாராதல்

கர்ப்பம் தரிப்பதற்கு, தம்பதியருக்கிடையே குறைபாடு இல்லாமல் பார்த்துக்கொள்ள வேண்டியது எவ்வளவு அவசியமோ, அவ்வளவு முக்கியத்துவம் வாய்ந்தது, நலமான பிரசவம் நிகழ ஆயத்தமாக இருக்கவேண்டியது.

இதற்கு கர்ப்பிணியும், அவரது கணவரும் செய்ய வேண்டிய முக்கியச் செயல்பாடு விவேகமான மருத்துவக் கவனிப்பு. இதுதான், ஆரோக்கிய மான கர்ப்பக் கால பராமரிப்பின் அடிப்படை யாகும்.

காலந்தவறாமல் பரிசோதனைகள் மேற்கொள் வதன் மூலம் கர்ப்பிணியும், கருக்குழந்தையும் திடமாகவும், நன்றாகவும் இருப்பதை உறுதிப் படுத்தும்.

தவிர, குழந்தை முறையாக வளர்ந்துகொண்டிருக் கிறது என்பதையும், கர்ப்பமோ பேறு காலமோ, தவறாகப்போகாதவாறு கூடுமானவரை தடுத்து விடலாம் என்பதையும் அவைதான் உறுதி செய்கின்றன.

ஒவ்வொரு தம்பதியரும் செய்யவேண்டிய முதல் வேலை நல்ல மருத்துவரைத் தேர்வுசெய்வது.

நல்ல மருத்துவரை ஏன் நாடவேண்டும்? அவரை எங்கு தேடிப் பிடிப்பது?

கருத்தரித்தது முதல், பிள்ளைப் பேற்றில் இருந்து விடுபடும் வரை காலம் தவறாமல் பரிசோதனை மேற்கொள்வது மிக முக்கியம். ஆகவே, ஒரு நல்ல மருத்துவரைத் தேடிக் கண்டு பிடிப்பதும் அவசியமாகும்.

மகப்பேறு மருத்துவர் மிகுந்த அனுபவசாலியாகவும், தேவைப்படுகிற நேரத்தில் சுலபமாகக் கிடைக்கக்கூடிய வராகவும் இருக்க வேண்டும்.

மகப்பேறு மருத்துவர்கள் வழக்கமாக குறிப்பிட்ட மருத்துவ மனைகள் அல்லது நர்சிங் ஹோம்களுடன் நெருங்கிய தொடர்புகொண்டிருப்பார்கள். பிரசவ நேரத்தில் உங்களை அங்கு அழைத்துச் செல்வார்கள். அத்தகைய மருத்துவ மனைகள் எந்த விதமான அவசர நிலைகளையும் சமாளிக்கும் வகையில் சிறப்பான வசதிகள் கொண்டதாக இருக்க வேண்டும்.

அவசரமான, சிக்கலான பிரச்னைகளைக் கவனிப்பதற்கு பெரும்பாலான சிறிய மருத்துவ மையங்களில் போதுமான உபகரணங்கள் இருக்காது. பேறுகாலத்தின்போது, இந்த இடங்களுக்குச் சென்றால் தாய்க்கும், குழந்தைக்கும் அதிக ஆபத்துகள் இருக்கும். இத்தகைய அபாயத்தை நீங்கள் தேடிச் செல்லாதீர்கள்.

மருத்துவமனையைத் தேர்வு செய்தல்

குறைந்த கட்டணம் வாங்கும் மருத்துவர்தான் நல்ல மருத்துவர், நிறைய கட்டணம் வசூலிப்பவர்தான் அனுபவம் வாய்ந்த மருத்துவர் என்ற கருத்து மக்களிடையே இருக்கிறது.

அதேபோல், மருத்துவமனையைத் தேர்வு செய்யும் விஷயத் திலும் மாறுபட்ட கருத்துகளே உள்ளன. மருத்துவமனை சுத்தமாகவும், எத்தகைய அவசர நிலைகளையும் சமாளிக்கும் வகையில் எல்லா உபகரண வசதிகளுடனும், எந்த

நேரத்திலும் கர்ப்பிணியைப் பராமரிக்கத் தயாராக மருத்துவர் களையும், செவிலியர் களையும், உதவியாளர்களையும் கொண்டதுதான் சிறந்த மருத்துவமனை.

பிரசவிக்க ஒரு மாதம் இருக்கும்போதே மருத்துவமனை யில் பிரசவம் பார்க்கப் போதுமான வசதிகள் உள்ளனவா என்பதைத் தெரிந்துவைத்துக்கொள்ள வேண்டும்.

இருக்கும் என்ற நம்பிக்கையில் கர்ப்பிணியை கடைசி நேரத்தில் அந்த மருத்துவமனைக்கு எடுத்துச்செல்வதும், தேவையான வசதிகள் அந்நேரத்தில் மருத்துவமனையில் இல்லாமல் போவதும் மிகவும் ஆபத்தாக முடியும்.

அதையெல்லாம் பார்த்துக் கொண்டிருக்க குறைந்த அல்லது நேரமே இல்லாமல் போகலாம். மரியாதை உள்ள, நன்கு பராமரித்துக்கொள்கிற மருத்துவமனை செவிலியர்கள், சுத்தமான சுற்றுச்சூழல், கறைகள் இல்லாத படுக்கை விரிப்புகள், நன்றாகத் தயாரிக்கப்பட்ட உணவு போன்றவை யெல்லாம் கிடைக்குமா என்பதை முன்னதாகத் தெரிந்து கொள்ளுங்கள்.

நடைமுறையில் அந்த மருத்துவமனை எவ்வாறு இருக்கிறது என்பதைக் கவனிக்கவேண்டியதும் அவசியம். சிறப்பான மருத்துவமனையாக இருந்தாலும், உங்கள் வசிப்பிடத்துக்கு வெகு தொலைவில் இருந்து அதை அடைவதற்கு மிகவும் சிரமமாக இருந்தால், அது உங்களுக்கு வசதியானதாக இருக்காது. ஆகவே, பிரசவ நேரத்தில் ஏராளமான அபாய கட்டங்கள் எதிர்நோக்கி இருக்கின்றன என்பதைக் கவனத்தில் வைத்துக்கொண்டு செயல்படுங்கள்.

அந்த மருத்துவமனையில் வசூலிக்கப்படும் கட்டண விவரங ்களையும் முன்னதாகத் தெரிந்துகொள்ளுங்கள். மொத்த செலவும் எவ்வளவு ஆகும் என்பதைக் கேட்டுத் தெரிந்து கொள்வது நல்லது. அப்போதுதான் கர்ப்பக் காலத்தில் ஏற்படும் மறைமுகச் செலவினங்களை இதிலிருந்து பிரித் தறியவும், செலவினங்களைக் கட்டுப்படுத்த பொது சுகாதார மையங்களை நாடவும் தீர்மானிக்க வாய்ப்பு கிடைக்கும்.

இந்தியாவில் உள்ள பெரும்பாலான பொது சுகாதார மையங்களும், மருத்துவமனைகளும் இலவசமாக பிரசவச்

சேவையைச் செய்கின்றன. இருந்தாலும், அங்கும் கூடுதல் வசதிகள், படுக்கை போன்ற வசதிகளுக்காக அதிக செலவினங்கள் ஏற்படலாம். கடைசி நேரப் பிரச்னைகளைத் தவிர்ப்பதற்கு முதல் மூன்று மாத கர்ப்பிணியாக இருக்கும் போதே, மருத்துவமனையில் பிரசவத்துக்காக முன் பதிவு செய்துகொள்ளுங்கள்.

குழந்தை பிறக்கும் தேதியைக் கணக்கிடுதல்

கர்ப்பம் உறுதிசெய்யப்படும்போது, பெரும்பாலான தாய்மார்கள், குழந்தை எப்போது பிறக்கும்? என்பதை அறிந்துகொள்ள விரும்புகிறார்கள். (பிற்சேர்க்கையில் உள்ள அட்டவணையைப் பார்க்கவும்).

உண்மையான கர்ப்பக் காலம் என்பது சராசரியாக 266 நாள்கள். இது கருவுறுதல் நிகழ்ந்தது முதல் குழந்தை பிறக்கப்போகும் நொடி வரை உள்ள நாள்களின் எண்ணிக்கை. ஆனால், வசதியை உத்தேசித்து மருத்துவர்கள் வழக்கமாகக் கருத்தரித்த நேரத்தில் இருந்து நாள்களைக் கணக்கிடாமல் கடைசி மாதவிலக்கு நாளின் முதல் நாளில் இருந்து கணக்கிடுகிறார்கள்.

இதன்படி, இயல்பாக 26 முதல் 32 நாள்களுக்கு ஒருமுறை மாத விலக்காகும் பெண்ணின் கர்ப்பக்காலம் 280 நாள்கள். இந்த முக்கியமான தேதியைக் குறிப்பிடுவதற்கு மருத்துவர்கள் எல்.எம்.பி. என சுருக்கெழுத்தைப் பயன்படுத்துகிறார்கள். இதற்கு லாஸ்ட் மென்ஸ்ட்ருயல் பீரியட் (கடைசி மாதவிலக்குக் காலம்) என்று பொருள்.

இந்த நாளில் இருந்துதான், குழந்தை பிறக்கப்போகும் நாள் கணக்கிடப்படுகிறது. இதற்கு ஈ.டி.டி. (எஸ்டிமேட்டட் டேட் ஆஃப் டெலிவரி), அதாவது குழந்தைப் பிறப்பதற்கான உத்தேச நாள் என்று பொருள்.

கடைசி மாதவிலக்குக் காலத்துடன் 280 நாள்களைச் சேர்த்து எண்ணிக்கொண்டு உட்கார்ந்திருக்கும் நேரத்தை விழுங்குகிற வேலையைத் தவிர்ப்பதற்காக, தற்போது வரைபட அட்டவணைகள் தயாரிக்கப்படுகின்றன. இவை துல்லியமாக நாள்களைக் குறிப்பிடுகின்றன.

மனத்தில் போடும் எண் கணக்கு

கடைசி மாத விலக்குக் காலத்துடன் ஏழு நாள்களைக் கூட்டி அதில் இருந்து மூன்று மாதங்களைக் கழித்து கணக்கிடுங்கள். உதாரணமாக, கடைசி மாத விலக்குக் காலம் செப்டம்பர் 13 என வைத்துக்கொள்ளுங்கள்.

செப்டம்பர் 13 + 7 நாள்கள் = செப்டம்பர் 20. இதிலிருந்து மூன்று மாதங்களைக் கழியுங்கள். ஜூன் 20 வரும். உங்களுக்குக் குழந்தைப் பிறப்பதற்கான உத்தேசமான நாள் அடுத்த ஆண்டு ஜூன் 20. இது மிக எளியது. துல்லியமானது.

பிற முறைகள்

இதைத் தவிர, குழந்தை பிறக்கப்போகும் நாளை தீர்மானிக்கும் வேறுபிற முறைகளும் உள்ளன.

அல்ட்ரா சவுண்டு

எல்லாமே இயல்பாக இருந்தால், அல்ட்ரா சவுண்டு பரிசோதனை மூலம் மருத்துவர் கணித்துக் கூறுவதை நல்ல அபிப்பிராயமாக எடுத்துக்கொள்ளலாம். ஆனால், குழந்தையானது கரு வளர்கிற காலத்துக்கு ஏற்ப வளராவிட்டால், பரிசோதனை செய்த மருத்துவரால் கொடுக்கப்படும் உத்தேச நாள் தவறாக இருக்கக்கூடும்.

கருநெளிவுக் காலம்

கருநெளியும் நேரம்கூட பிறக்கப்போகும் நாளை அறியும் தோராய வழியாகப் பயன்படுகிறது. இது குழந்தையின் அசைவை முதன்முதலாக உணருவதை அடிப்படையாகக் கொண்டது.

இந்த கணக்கீட்டின்படி, குழந்தை சுறுசுறுப்பாக அசையத் தொடங்கிய நாளில் இருந்து ஐந்து மாதங்கள் சேர்த்து கணக்கிடப்படுகிறது.

கருப்பையின் உயரம்

நாள்கள் செல்லச்செல்ல, ஒவ்வொரு முறை மருத்துவரைச் சந்திக்கும்போதும், கருப்பைத் தூரின் உயரம் வழக்கமாக

அளவெடுக்கப்படும். வளரும் கருப்பையின் மேற்புற நீளத்தைத் தீர்மானிப்பதற்காக, மருத்துவர் தனது கையை கர்ப்பிணி வயிற்றின் மீது வைத்து அழுத்திப் பார்ப்பார். குறிப்பிட்ட அளவு கருப்பை பெரிதாக வளர்ந்து, அதன் உயரமும் அதிகரித்திருந்தால், குழந்தையின் வளர்ச்சி வாரங்களின் எண்ணிக்கை சரியாக இருக்கும்.

பன்னிரண்டாவது வாரத்தில் கருப்பைத் தூரானது இடுப்புக் கூட்டின் எலும்புப் பகுதியான, இணைப்புப் பகுதிக்கு மேலாக வளர ஆரம்பிக்கிறது. பதினாறாவது வாரத்தில், இடுப்பு எலும்புக்கூட்டின் மேல்புறத்துக்கும் தொப்புளுக்கும் இடையில் உயர்கிறது.

22 முதல் 24-வது வாரத்தில் அது தொப்புள் வரை உயர்கிறது. சுமார் முப்பத்தாறாவது வாரத்தில் வயிற்றில், மார்பக எலும்பின் கீழ்முனைவரை விரிவடைந்து, கருப்பை தனது உச்ச அளவு உயரத்தை அடைகிறது. வயிற்றின் சுற்றளவு முப்பத்தாறு அங்குலமாகிறது. கர்ப்பத்தின் கடைசி பதினான்காவது நாள் அது சுமார் ஓர் அங்குலமாகச் சுருங்கு கிறது.

இந்த கருப்பைத்தூரின் உயரம் மருத்துவருக்கு நல்ல வழிகாட்டியாக விளங்குகிறது. கருப்பைத் தூர் மிக அதிகமாக உயர்ந்தால் அல்லது வழக்கமாக எதிர்பார்க்கிற அளவு வளராமல் போனால், ஏதோ பிரச்னை இருக்கிறது என்பதை உணர்ந்து தேவையான பரிசோதனை செய்து சிகிச்சைக்கு ஆயத்தமாகலாம்.

முன்பேறுகால பராமரிப்பு

இயல்பான கர்ப்பம் உள்ள பெண்கள், எப்போது முதல் மருத்துவரைப் பார்க்க வேண்டும் என்றால், ஒவ்வொரு நான்கு வாரத்துக்கு ஒருமுறை வீதம் இருபத்து நான்காவது வாரம் வரை பார்க்க வேண்டும். பிறகு, பதினான்கு நாள்களுக்கு ஒருமுறை வீதம் முப்பத்தாறாவது வாரம்வரை பார்க்க வேண்டும். அதன் பிறகு, இந்த சந்திப்பு குழந்தை பிறக்கும் வரை வாரத்துக்கு ஒருமுறை நிகழ வேண்டும்.

இந்த நிகழ்வின்போது ஏதேனும் பிரச்னை இருந்தால் மருத்துவரை அடிக்கடி சந்திக்கவேண்டி இருக்கும். அடுத்த

பரிசோதனைக்கு எப்போது வர வேண்டும் என்பதை மருத்துவரே தெரிவிப்பார். மருத்துவரின் ஆலோசனைக்கு எதிராகச் செயல்படக் கூடாது. முறைப்படி தொடர்ந்து மேற்கொள்ள வேண்டிய பரிசோதனைகளைக் கண்டிப்பாக மேற்கொள்ள வேண்டும்.

மருத்துவரை முதன் முறையாகச் சென்று பார்த்தல்

பல பெண்கள் தாங்கள் கர்ப்பம் தரித்த 8 முதல் 12-வது வாரத்துக்கு இடையில்தான் முதன் முறை முன்பேறுகால பராமரிப்பு மையத்துக்குச் செல்கிறார்கள்.

இதற்கு முன்பாக செல்வதே நல்லது. ஏதாவது சிறிய அளவில் தவறு இருந்தாலும் துவக்கத்திலேயே கண்டறிந்து தீர்வு காண இயலும். கர்ப்பம் முதிர்ச்சி அடைந்தபோது இவ்வாறு செய்ய இயலாது.

சரியான மருத்துவர் மற்றும் மருத்துவமனையைத் தேர்வு செய்தபிறகு மருத்துவரிடம் சென்றால், அவர் பின்வரும் கேள்விகளைக் கேட்பார்.

அ. தற்போதைய கர்ப்பம் பற்றிய தகவல்

நீங்கள் கருத்தரித்திருக்கிறீர்களா, இல்லையா என்பதை அறிந்திட மருத்துவர் உங்கள் கடைசி மாதவிலக்குக் காலத்தைப் பரிசோதிப்பார்.

ஆ. முன்பு நிகழ்ந்த கர்ப்பங்களைப் பற்றிய தகவல்

இதற்கு முன்பு கர்ப்பங்கள் ஏற்பட்டிருந்தனவா, அவை முழுமையாக நிறைவேறினவா அல்லது கருச்சிதைவிலோ, கருக்கலைப்பிலோ முடிந்தனவா? கருத்தரித்தபோது அல்லது அதற்குப் பிறகு ஏதாவது குறிப்பிட்டுச் சொல்லக் கூடிய சிரமங்கள் ஏற்பட்டது உண்டா? குழந்தைகள் இயல்பானவர்களாக இருந்தனரா?

ஒவ்வொரு பிரசவத்துக்குமான இடைவெளி ஏறக்குறைய சரியாக இருந்ததா என்பதையும் கேட்பார். இவையெல்லாம் தற்போதைய நிலையைப் பற்றி ஒரு முடிவுக்கு வரவும், நீங்கள் ரத்தப் பரிமாற்றம் செய்திருந்தால் அதைப் பற்றியும் தெரிய உதவும்.

இ. கடந்த கால நோய்த் தகவல்

குறிப்பிட்ட சில நோய்கள் கர்ப்பத்தைப் பாதிக்கும் என்பதால் இதயத்தில் ஏதேனும் பிறவிக் குறை அல்லது பரம்பரைக் குறைபாடு, வலிப்பு, நீரிழிவு மற்றும் சிறுநீரகக் கோளாறுகள் போன்று கடந்த கால மற்றும் நிகழ்கால நோய்களைப் பற்றி மருத்துவரிடம் தெரிவிக்க வேண்டும்.

ஈ. உடல் பரிசோதனை

கர்ப்பத்தை முழுமையாகப் பாதுகாப்பதற்கு இதயம், நுரையீரல்கள், வயிறு, மார்பகங்கள் மற்றும் காம்புகளும் பரிசோதிக்கப்படவேண்டும். கருத்தரிக்கும் முன்பிருந்த எடை, உயரம் மற்றும் ரத்த அழுத்தம் ஆகியவையும் சரி பார்க்கப்பட வேண்டும்.

உ. உள்ளுறுப்புப் பரிசோதனை

இந்தப் பரிசோதனைக்கு முன் சிறுநீர் கழித்துவிட்டு செல்ல வேண்டும். பிறப்புறுப்புக்குள் உள்ளுறுப்பு நோக்கி என்ற கருவியைப் பொருத்தி, கருப்பைப் பாதை மற்றும் கருப்பைக் கழுத்து ஆகியவற்றைத் துல்லியமாக ஆராய்ந்து பார்க்கும் மருத்துவர், ஏதேனும் யோனிச் சுரப்பு இருந்தால், அவர் அதிலிருந்து சிறிது மாதிரியை ஆய்வுக்காக எடுத்துக்கொள்வார்.

கருப்பைக் கழுத்துத் திசுச் சுரண்டல் பரிசோதனை மேற்கொள்ளப்பட்டு, நோய்க்கூறு ஆய்வகத்துக்குப் பரிசோதனைக்காக அனுப்பப்படும். கருப்பையின் அளவு மற்றும் நிலையை அறிவதற்காக கை வைத்து பரிசோதனை மேற்கொள்ளப்படும். ஏதேனும் இயல்பு மாற்றங்கள் தெரிந்தால் பிற்காலத்தில் முக்கியப் பங்காற்றும்.

ஊ. ஆய்வகப் பரிசோதனைகள்

சில குறிப்பிட்ட பரிசோதனைகளை மேற்கொள்வதற்கு மருத்துவர் ஏற்பாடு செய்வார். இது வழக்கமாக பல்வேறு ரத்தப் பரிசோதனைகள் உள்பட பிற சோதனைகளை உள்ளடக்கியிருக்கும்.

1. ரத்தத்தின் தன்மையைத் தெரிந்துகொள்ள ரத்த நிறமிப் பரிசோதனை செய்யப்படுகிறது. நிறமி குறைந்திருந்தால்,

ரத்த சோகை என அடையாளம் காணப்பட்டு, சிகிச்சை அளிக்கப்படுகிறது.

2. அதிக ரத்தப்போக்கு ஏற்பட்டால் சிகிச்சை அளிக்க ரத்தப் பிரிவு கண்டறியப்பட வேண்டும். இதை ஏ பி ஓ பிரிவுகள் என்பார்கள்.

முதன் முறையாக கருவுறும் பெண்களுக்கு ஆர்.எச். காரணி கண்டறியப் படவேண்டும். எப்போதாவது ரத்தப் பரிமாற்றம் செய்யவேண்டியிருந்தால் இது உதவியாக இருக்கும். மேலும், தாயின் ரத்தப் பிரிவு ஆர்.எச். நெகட்டிவ்வாக உள்ளதா என்பதைக் கண்டறியவும் இப்பரிசோதனை தேவை.

ஆர்.எச். பாசிடிவ் உள்ள ஆண்களை மணந்த ஆர்.எச். நெகடிவ் உள்ள எல்லா பெண்களுக்கும் முதல் குழந்தை பிறந்த பிறகு, அடுத்த குழந்தையைக் காப்பாற்று வதற்காக, ஊசி போடப்படுகிறது.

3. வி.டி.ஆர்.எல். எனப்படும் பால்வினை நோய்ப் பரிசோதனை மற்றும் ஹெச்.ஐ.வி. எனப்படும் எய்ட்ஸ் நோய்ப் பரிசோதனைகளும் மேற்கொள்ளப்படுகின்றன.

4. சிறுநீரில் ஆல்புமின், சர்க்கரை மற்றும் நோய்த் தொற்று ஏதேனும் உள்ளனவா என்பதைத் தெரிந்துகொள்வதற் காக சிறுநீர்ப் பரிசோதனை மற்றும் சிறுநீர் கல்ச்சர் பரிசோதனை மேற்கொள்ள வேண்டும்.

5. கர்ப்பத்தைப் பற்றி ஏதேனும் சந்தேகம் இருந்தால், கர்ப்பப் பரிசோதனைகூட மேற்கொள்ளப்படும். இது, ஹெச்.சி.ஜி. (கொனடோட்ரோபின் ஹார்மோன்) ஹார்மோனை அறிந்துகொள்ளும் பரிசோதனையாகும்.

அடுத்தடுத்த சந்திப்பு

கருவுற்ற நான்காவது வாரத்தில் ரத்த அழுத்தம், சிறுநீர்ப் பரிசோதனை மற்றும் எடை அதிகரிப்புப் பரிசோதனை மேற்கொள்ளப்படும். கர்ப்பிணிக்கு ஏதேனும் இயல்பு மாற்றம் தெரிந்தால் மருத்துவரிடம் கூற வேண்டும். 28-வது வாரத்துக்குப் பிறகு, பரிசோதனைகள் மிகவும் விரிவாக

இருக்கும். வயிற்றுப் பரிசோதனை உள்பட பல்வேறு பரிசோதனைகள் மேற்கொள்ளப்படும்.

குழந்தையின் வளர்ச்சி விகிதத்தை உணர்த்தும் கருப்பையின் உயரம், கருப்பையில் குழந்தை உள்ள நிலை போன்றவை பரிசோதிக்கப்படும்.

குழந்தையின் தலை, முதுகு மற்றும் புட்டங்கள் என குழந்தையின் ஒவ்வோர் உறுப்பையும் ஆய்வு செய்து அவற்றின் அமைவிடத்தை உறுதி செய்வதோடு, கருவின் இதயத் துடிப்பைக் கவனித்து அதன் செயல் திறனின் அளவீடுகளையும் மருத்துவர் சரிபார்ப்பார்.

தடுப்பூசி போடுதல்

கர்ப்பிணியையும், குழந்தையையும் டெட்டனஸ் நோயிலிருந்து பாதுகாப்பதற்காக தடுப்பூசி போடப்படும். கடந்த காலத்தில் இத்தடுப்பூசி போடப்பட்டிருந்தால், டெட்டனஸ் டாக்ஸாய்டு செயலூக்கி (பூஸ்டர்) ஊசியைப் போட்டுக்கொள்ளலாம். இது அடுத்த ஐந்தாண்டுகளுக்குக் கர்ப்பிணிக்குப் பாதுகாப்பு அளிக்கும்.

இதுவரை தடுப்பூசி போட்டுக்கொள்ளாதிருந்தால், டெட்டனஸ் டாக்ஸாய்டு ஊசியின் இரண்டு அளவை 16-20-வது வாரத்தில் ஒன்றும், 20 முதல் 25-வது வாரத்தில் இன்னொன்றையும் போட்டுக்கொள்ளலாம்.

பரிசோதனைகளின் அவசியம்

கருக்காலப் பரிசோதனைகள் வெறும் சம்பிரதாயத்துக்காக செய்யப்படுபவை அல்ல. கர்ப்பிணியும் வளரும் வரும் கருவும் பாதுகாப்பாக, எந்த ஆபத்தும் இல்லாமல் இருப்பதை உறுதி செய்வதற்காக செய்யப்படுபவை.

தாயாகப் போகிறவர் வாரத்துக்கு அரை கிலோ வீதம் எடை அதிகரிக்காவிட்டால் கருக் காலத்தில் ஏற்படும் முக்கியக் குறைபாடான டாக்ஸீமியா வர அதிக சாத்தியக்கூறுகள் உண்டு என்பதால் எடையைக் கண்காணிப்பது அவசியம்.

ரத்த அளவீட்டை அறியும் பரிசோதனையும் முக்கியமானதே. 140/90 என்கிற அளவீடு அதிகபட்ச இயல்பான அளவீடாக

கருதப்படுகிறது. ரத்த அழுத்த அளவு இந்த அளவைத் தொட்டாலோ, தாண்டினாலோ சிகிச்சை மேற்கொள்ள இப்பரிசோதனை உதவும்.

சிறுநீர்ப் பரிசோதனையில் ஆல்புமின் என்ற முக்கியப் புரதப்பொருள் பரிசோதனை செய்யப்படுகிறது. மருத்துவ ரீதியான தீவிர சிக்கல்கள் ஆரம்பிக்கலாம் என எச்சரிக்கை செய்யும் அபாய சிக்னல் இது. உடனடியாக நடவடிக்கை எடுக்கப்படவேண்டும்.

ரத்தப் பரிசோதனைகளும் முக்கியமானவை. ஹீமோ குளோபின் அளவுப் பரிசோதனையானது தாயின் ரத்தத்தின் தன்மையைப் பற்றிய தெளிவான, துல்லியமான அளவைத் தருகிறது. கர்ப்பத்தின் துவக்கத்திலேயே செய்யப்படும் இந்தப் பரிசோதனை, குறைந்த அளவைக் காட்டினால், அதை இயல்பு நிலைக்குக் கொண்டு வர சிறப்பு சிகிச்சைகள் பரிந்துரைக்கப்படுகின்றன.

நேரத்துக்கு நேரம், மருத்துவர் வெவ்வேறு பரிசோதனை செய்யத் தீர்மானிக்கலாம். பல மருத்துவர்கள், அல்ட்ரா சவுண்டு பரிசோதனை செய்ய விரும்புவார்கள். ஒன்றுக்கு மேற்பட்ட பரிசோதனை தேவைப்படலாம். அவர் ஆலோசனைப்படி நடந்துகொள்ளுங்கள்.

சிறப்புப் பரிசோதனைகள்

குழந்தைக்கு ஏற்படும் தீவிரமான குறைபாடுகளைக் கர்ப்பக் காலத்தின் துவக்க நாள்களிலேயே கண்டறிய கர்ப்பிணிக்கு சிறப்புப் பரிசோதனைகள் மேற்கொள்ளப்படுகின்றன. அவற்றுள் குறிப்பிடத்தக்கவை:

அல்ட்ரா சவுண்டு பரிசோதனை

இந்தப் பரிசோதனை பாதுகாப்பானது, வலி இல்லாதது. அதிக வேகம் உள்ள ஒலி அலைகளைச் செலுத்தி கருவின் உண்மையான உருவத்தை எடுத்துப் பார்க்கலாம். இந்தப் பரிசோதனையை கர்ப்பத்தின் எந்த நிலையிலும் மேற் கொள்ளலாம். இந்த காலக்கட்டத்தில், பரிசோதனை மேற் கொள்ளச் செல்லும்போது உங்கள் சிறுநீர்ப்பை முழுவது மாக நிரம்பியிருக்கவேண்டும்.

குழந்தைக்கு ஏதேனும் பிறவிக் குறைபாடுகள் உள்ளனவா என்பதை அறிய 16 அல்லது 17-வது வாரத்தில் முதல் அல்ட்ரா சவுண்டு பரிசோதனை மேற்கொள்ளப்படுகிறது.

இரண்டாவது பரிசோதனை, குழந்தை நன்றாக வளர்ந்து இருக்கிறதா என்பதை உறுதி செய்வதற்காக 32 அல்லது 36-வது வாரத்தில் மேற்கொள்ளப்படுகிறது. எந்த அபாய குறிகளும் இல்லாதபட்சத்தில் அடுத்தப் பரிசோதனை மேற்கொள்ளத் தேவையில்லை.

பல மருத்துவமனைகள், பல காரணங்களுக்காக கர்ப்பக் காலத்தில் ஒரு அல்ட்ரா சவுண்டு பரிசோதனையையாவது மேற்கொள்கின்றன.

கடைசி மாதவிலக்கு நின்ற நாள் கர்ப்பிணிக்குத் தெரியா விட்டாலும், குழந்தையின் வயது, அது எப்போது பிறக்கும் என்பதைப் பற்றிய துல்லியமான தகவல்கள், நஞ்சுக்கொடி பற்றிய விவரம், பனிக்குடத் திரவ அளவு, குழந்தை இருக்கும் நிலை ஆகியவற்றைத் தெளிவாக அறியவும் அல்ட்ரா சவுண்டு பரிசோதனை மேற்கொள்ளப்படுகிறது.

இயல்பு மாற்றங்களைப் பற்றிய விவரங்களை, குறிப்பாக தலை மற்றும் தண்டுவடத்தின் இயல்பு மாற்றத்தைக் கண்டறிய, இரட்டைக் கர்ப்பம் அல்லது பல கர்ப்பங்கள் இருப்பதையும் கண்டறிய உதவுகிறது.

இது பின்வரும் சூழல்களில் முக்கியமான கருவியாகவும் பயன்படுகிறது.

★ ரத்தப்போக்கு அல்லது ஆரம்பக்கால கர்ப்பத்தின்போது வயிற்றுவலி ஏற்படும் இடத்தைக் காட்டுவதற்கு,

★ குழந்தையின் அளவை சரிபார்ப்பதற்கும், கருப்பை சிறியதாக அல்லது பெரியதாக இருந்தால் அதில் உள்ள திரவத்தின் அடர்த்தியைத் தெரிந்துகொள்ள,

★ பிறவிக் குறைபாடு அபாயம் அதிகம் இருக்கும் சூழலின்போது குழந்தையைப் பற்றி விரிவாக ஆராய் வதற்கும் அல்லது பனிக் குடத் துளைப்பு அல்லது கொரியானிக் வில்லி மாதிரியை எடுப்பதற்காகவும்,

★ சீரத்தின் அளவுகள் அதிகமாக இருக்கும்போது கருக் குழந்தையின் குறைபாடுகளைக் கண்டறிவதற்காக,

★ அதிக அபாயம் உள்ள கர்ப்பங்களின்போது கரு வளர்ச்சியைக் கண்காணிப்பதற்காக,

★ குழந்தையினுடைய துயரங்களுக்கான காரணங்களைப் பரிசோதிப்பதற்காக, இப்பரிசோதனைகள் மேற் கொள்ளப்படுகின்றன.

ஸ்கேன் செய்யும்போது கர்ப்பிணி என்ன செய்ய வேண்டும்?

ஸ்கேனரின் கீழ் மல்லாந்து படுத்துக்கொள்ள வேண்டும். கீழ் வயிற்றின் மீது பசை தடவப்பட்ட பிறகு, ட்ரான்ஸ்டுசர் என்ற கருவி பின்புறமாகவும், முன்புறமாகவும் வயிற்றின் மீது நகர்த்தப் படுகிறது. இந்த கருவியின் மூலம் செலுத்தப் படும் அதிக அடர்த்தி உள்ள வேகமான ஒலி அலைகள் உள்ளுறுப்புகளை அடைகின்றன. திரும்ப ஒலிக்கும் எதிரொலி, ஆற்றல் மாற்றிக் கருவியால் பெறப்பட்டு, தொலைக்காட்சித் திரை போன்றிருக்கும் ஸ்கேனர் திரையில் உயிருள்ள படங்களாக மாற்றப்படுகின்றன.

பனிக்குடத் துளைப்பு

பனிக்குடத் துளைப்புப் பரிசோதனை பின்வரும் சூழ்நிலை களில் பரிந்துரைக்கப்படுகிறது.

★ குழந்தைப் பெற்றால் டவுன் சிண்ட்ரோம் வரக்கூடிய அபாயம் உள்ள, 35 வயதுக்கும் மேற்பட்ட வயது முதிர்ந்த தாய்மார்களுக்காக,

★ டவுன் சிண்ட்ரோமுடன் யாரேனும் இருக்கும்போது, ஸ்பைனாபிஃபிடா எனப்படும் தண்டுவடக் குறைகள், ஹீமோஃபீலியா மற்றும் தசை அழிவு நோயான மஸ்குலர் டிஸ்டிரோபி ஆகியவை குடும்பத்தில் இருக்கும்போது,

★ ரத்த மாதிரியில் ஆல்ஃபா-பீட்டா புரோட்டீன் அளவு அதிகம் உள்ளவளுக்குப் பிறக்கப்போகும் குழந்தைக்கு பிறவிக்குறை இருக்கலாம் என்பதால்,

இந்தப் பரிசோதனை, கர்ப்பக் காலத்தில் சுமார் 16 முதல் 18-வது வாரம் மேற்கொள்ளப்படுகிறது.

குழந்தையைச் சூழ்ந்துள்ள பனிக்குடத் திரவத்தை எடுப்பதற்காக வயிற்றுச் சுவர் மூலமாக ஊசி செலுத்தப்பட்டு திரவ மாதிரி எடுக்கப்பட்டு பரிசோதிக்கப்படுகிறது. முடிவு சில நாள்களில் தெரியவரும். டவுன் சிண்ட்ரோம் அன்றி வேறு காரணத்துக்காக பரிசோதனை மேற்கொள்ளப் படுவது சிக்கலாக இருப்பதோடு, முடிவு தெரிவதற்கு சில வாரங்களும் ஆகும். குடும்பத்தில் ஹீமோஃபீலியா அல்லது தசை அழிவு நோய் இருந்தால், குழந்தையின் பாலினத்தை அறிவது முக்கியம். மரபுப் பரிசோதனை, (ஜெனிடிக் டெஸ்ட்) குழந்தையின் பாலினத்தையும் காட்டுகிறது. அக்குழந்தை ஆணாக இருக்கும் பட்சத்தில் அந்த நோய் பரம்பரையாக வரக்கூடும்.

குழந்தையின் நிலை மற்றும் நஞ்சுக்கொடியை சரிபார்க்க பனிக்குடத் துளைப்பு பரிசோதனைக்கு முன் எப்போதும் அல்ட்ரா சவுண்டு பரிசோதனை மேற்கொள்ளப்படுகிறது. ஆகவே, இதில் ஊசியால் ஏற்படும் பாதிப்பு இல்லை. பனிக்குடத் துளைப்பால், கருச்சிதைவு ஏற்படும் அபாயம் உள்ளது. நூற்றில் ஒரு பரிசோதனையின்போது குழந்தை அழிந்துவிடும் வாய்ப்பு உள்ளது.

பனிக்குடத் துளைப்புப் பரிசோதனை மேற்கொள்ளலாமா அல்லது வேண்டாமா என்பதைத் தீர்மானிக்கும்போது, உங்களுக்கு இந்தப் பரிசோதனையால் என்ன நன்மை கிடைக்கும் அல்லது அதன் முக்கியத்துவம் என்ன என்பதை அறிந்து நீங்கள் ஒரு சமநிலையான முடிவை எடுக்க வேண்டும்.

பிரசவம் எளிதாக நடைபெற வேண்டும் என்றால் மேற்கண்ட வழிமுறைகள் அனைத்தையும் நீங்கள் கண்டிப்பாகப் பின்பற்ற வேண்டியது அவசியம்.

6
பிரசவ வகுப்புகள்

குழந்தையும் தாயும் நலமாக இருக்கவேண்டும் என்ற விழிப்புணர்வை உண்டாக்குவதற்காக, கர்ப்பிணிகளின் நலனில் அக்கறை செலுத்தும் மகப்பேற்று மருத்துவமனைகள், தங்கள் மருத்துவமனைகளில் கருவாக்கம் செய்து, குழந்தைப் பேற்றுக்குக் காத்திருக்கும் பெண்களுக்கான பிரசவ வகுப்புகளை நடத்துகின்றன.

மேலை நாடுகளில், இந்த வகுப்புகளில் கர்ப்பிணிகளின் கணவர்களும் கலந்துகொள்கிறார்கள்.

பங்குபெறுவதன் அவசியம்

மருத்துவ வசதிகள் இல்லாத காலத்தில், கிராமங்களிலும் நகர்ப்புறங்களிலும் மகப்பேற்றியலில் பயிற்சியற்ற 'ஆயா'க்கள் இருப்பார்கள். இவர்கள் பிரசவம் பார்க்கும்போது கடினப்பேறு அல்லது வேறுவித பேறுகால சிக்கல்கள் ஏற்பட்டால் தாய்க்கும் குழந்தைக்கும் ஆபத்து விளைந்து விடும்.

கர்ப்பக் காலத்தை முழுமையாக முடிக்கும் கர்ப்பிணி, தனது பிரசவ நேரத்தில் குழந்தையையும் காப்பாற்ற முடியாமல் தனது உயிரையும் காப்பாற்ற முடியாமல் இறந்துவிடும் நிலை பல நூறு ஆண்டுகளாக இருந்துவந்திருக்கிறது. கர்ப்பிணி, மருத்துவமனையை நாடாமல் இருப்பதற்காக பல்வேறு காரணங்களை இந்த ஆயாக்களும், வீட்டில் உட்கார்ந் திருக்கும் ஆயாக்களும் சொல்வார்கள்.

பணத்துக்காக சிசேரியன் செய்து வயிற்றைக் கிழித்து விடுவார்கள். ஆயுதம் போட்டு குழந்தையின் தலையை அமுக்குவார்கள். ஐந்தாயிரமோ பத்தாயிரமோ அங்கு அழ வேண்டியிருக்கும் என ஏதேனும் அச்சுறுத்தலை உண்டாக்கி, மருத்துவமனைக்கு கர்ப்பிணி போகாமல் இவர்கள் பார்த்துக்கொள்வார்கள்.

ஆனால், உண்மையில் இயற்கைப் பேறு வாய்க்கும்போது எந்த மருத்துவரும் அறுவைச் சிகிச்சைக்கு அனுமதிக்க மாட்டார். குழந்தை பிறப்பதில் சிக்கல், கடினப் பேறு, குறை பிரசவம் போன்ற நிலைகள் இருக்கும்போது கண்டிப்பாக ரத்தம் செலுத்துதல், ஆயுதப் பேறு, அறுவைச் சிகிச்சை முறை என நவீன முறைகளில் குழந்தைப் பேற்றை எளிமை யாக்குகிறார்கள்.

இதை உணர்த்தவும், அழுதாலும் பிள்ளையை அவள்தான் பெறவேண்டும் என்பதைப்போல், என்ன பாடுபட்டாலும் கர்ப்பிணிதான் குழந்தையைப் பெற்றெடுக்க வேண்டும் என்பதற்காக, அவளைத் தயார்படுத்துவதற்குத்தான் பிரவசத் துக்கான முன்னேற்பாட்டு வகுப்புகள் நடத்தப்படுகின்றன.

கண்டிப்பாக கலந்துகொள்ள வேண்டியவர்கள்

★ 16 வயதுக்கு உள்பட்ட, 36 வயதுக்கு மேற்பட்ட முதல் கர்ப்பிணிகள்.

★ நீண்டகாலம் குழந்தை இல்லாதவர்கள்.

★ கருக்குழந்தையின் நிலை மாறியிருப்பவர்கள்.

★ குழந்தையின் புட்டம், கை கால்கள் ஆகியவை இடுப்புக் கூட்டுப்பகுதியில் பொருந்துமாறு குழந்தை திரும்பிய நிலையில் இருப்பவர்கள்.

- ★ ஏற்கெனவே கருச்சிதைவு, குறை பிரசவத்தால் பாதிக்கப்பட்டவர்கள்.
- ★ குறுகிய இடுப்புக்கூட்டை உடைய பெண்கள்.
- ★ ஏற்கெனவே சிசேரியன் செய்தவர்கள்.
- ★ ரத்த சோகை, சர்க்கரை நோய், வலிப்பு உள்பட ஒன்று அல்லது அதற்கு மேலான நோய் உள்ளவர்கள்.
- ★ இரட்டைக் கருவைச் சுமப்பவர்கள்.
- ★ நீடித்த கர்ப்பம் உள்ளவர்கள்.
- ★ குறை மாதத்திலேயே பிரசவ வலி மற்றும் வேறுவித அறிகுறிகள் உள்ளவர்கள்.
- ★ கடைசி மாதத்தில் கொடிய தலைவலி, படபடப்பு, தூக்கமின்மை, மூச்சுத்திணறல், கண்பார்வை மங்கல், சளித் தொல்லை, காய்ச்சல் மற்றும் சிறுநீரகப் பாதிப்பு உள்ளவர்கள்.
- ★ பிறப்பு உறுப்பில் இருந்து அதிகமாகக் கோழை வரும் தன்மை உள்ளவர்கள்.
- ★ கணவனின் உடலுறவுத் தொந்தரவுகளுக்கு ஆளானவர்கள்.

வகுப்பில் கற்றுத் தரப்படும் விஷயங்கள்

- ★ பிரசவத்துக்கான முன்னேற்பாடு பற்றிய விழிப்புணர்வுத் தகவல்கள்.
- ★ குழந்தைப் பிறப்பை எளிமைப்படுத்தும் வழி முறைகள்.
- ★ பிரசவ காலத்தில் திடீரெனச் சிக்கல்கள் ஏற்பட்டால் அவற்றைச் சமாளிக்கும் வழிகள்.
- ★ கர்ப்பத்தில் குழந்தையைத் தவிர வேறு என்னவெல்லாம் இருக்கும், எப்போது பிரசவ வலி ஆரம்பிக்கும், குழந்தை பிறப்பது எப்படி நடக்கும், அதற்கு பிறகு என்னவாகும் என்பது உள்ளிட்ட பல விஷயங்களைப் பற்றி சொல்லித் தருவார்கள்.

பிரசவத்துக்குத் தயாராதல்

பிரசவத்துக்குத் தயாராதல் என்னும்போது அதற்காக கர்ப்பிணி மட்டுமின்றி அவளது கணவர் மற்றும் நெருங்கிய உறவினர்கள் அனைவரும் தயார் நிலையில் இருக்க வேண்டியது அவசியம். மகப்பேறுக்கு முன்பாக சிலவற்றை முன்னேற்பாடாகச் செய்யவேண்டும்.

தங்கள் மனைவி ஆரோக்கியமான ஒரு வாரிசை தரப்போகி றாள் என எதிர்பார்க்கும் கணவன், தன் வாரிசை வயிற்றில் சுமக்கும் மனைவியைத் தனது மனத்தில் சுமக்க வேண்டும். அவளது நலனில் அதிக அக்கறை காட்ட வேண்டும்.

கர்ப்பக் காலத்தில் மனைவிக்கு ஊட்டச்சத்து கொடுத்து, அவள் மனம் கோணாமல் பார்த்துக்கொள்ள வேண்டும். சிறிய பிரச்னை வந்தாலும் முக்கியத்துவம் அளித்து மருத்துவ மனைக்கு அழைத்துச்செல்ல வேண்டும். அவளுக்கு தேவை யானவை, அசவுகரியமானவை என்ன என்பதையெல்லாம் தெரிந்து வைத்திருக்க வேண்டும்.

ஏதோ ஒரு மருத்துவமனையில் தனது குழந்தை பிறக்கப் போகிறது என்று எண்ணாமல், எந்த மருத்துவமனையில் பிறக்க வேண்டும், சிக்கலான பேறு வாய்க்க நேர்ந்தால் என்ன செய்வது, குழந்தை பிறந்தால் என்னென்ன செலவு கள், மனைவிக்குத் தேவையான செலவுகள் எவை என்பதைப் பற்றி ஒரு பட்டியல் போட்டு தனது வருங்கால வாரிசை வரவேற்க பணத்தைத் தயார்படுத்திக்கொள்ள வேண்டும். அப்போதுதான், யாரையும் எதிர்பார்க்காமல் மனைவியை மருத்துவமனைக்கு அழைத்துச் செல்ல இயலும்.

பிரசவம் பார்ப்பதற்கான மருத்துவமனை ஏற்கெனவே நம்மால் தீர்மானிக்கப்பட்டதாக, சகல வசதிகளும் உள்ள தாக, மருத்துவர் நமது தேவைக்கு கிடைப்பவராக, பரா மரிக்கும் தன்மையுள்ள செவிலியர்களைப் பணியில் வைத்திருப்பவராக இருப்பதும் அவசியம்.

கர்ப்பிணிப் பெண் என்ன செய்யவேண்டும்?

மருத்துவமனையில் சேர்வதற்கு ஒரு வாரம் இருக்கும் முன்பாகவே தன்னோடு எடுத்துச்செல்ல ஒரு மூட்டை முடிச்சை தயாராக எடுத்து வைத்துக்கொள்ள வேண்டும்.

அதில்...

1. இரவு நேரத்தில் அணிந்துகொள்ள உடை. தாய்ப்பால் புகட்ட வசதியாக முன் பக்கத் திறப்பு வைத்த உடையாக இருக்கவேண்டும்.
2. மாற்றி அணிந்துகொள்ள நீண்ட அங்கி (கவுன்) மற்றும் காலணிகள்.
3. பைஜாமா, பெல்ட், சானிடரி டவல்கள்
4. காலைக் கடன்களுக்கான பை: சீப்பு, டவல், டூத் பிரஷ், டூத் பேஸ்ட், சோப்பு.
5. குழந்தைக்குத் தேவையான ஈரம் உறிஞ்சும் துணி மற்றும் பிற பொருள்கள்.

போன்றவை இருக்க வேண்டும். ஏற்கெனவே குழந்தைகள் இருந்தால், மருத்துவமனையில் சேர்ந்த பிறகு அவர்களைக் கவனித்துக்கொள்வதற்கான ஏற்பாடு செய்யவேண்டும்.

கர்ப்பிணி எதிர்பாராத விதமாக நள்ளிரவு நேரத்தில்கூட மருத்துவமனைக்கு செல்லக்கூடும் என்பதால் தங்கள் குழந்தைகளை வேண்டியவரிடம் ஒப்படைத்துவிடுவது நல்லது. இந்த ஏற்பாட்டைச் செய்த பிறகு, குழந்தைகள் புரிந்துகொள்ளும் அளவு பெரியவர்களாக இருந்தால், பிரசவத்தைப் பற்றி விளக்குங்கள்.

மருத்துவர், மருத்துவமனை அல்லது மருத்துவ மையம், கணவர், நண்பர் அல்லது அவசரத்துக்குக் கூப்பிட்டதும் ஓடிவரும் நெருங்கிய உறவினர் போன்றோரின் முக்கியத் தொலைபேசி எண்களைக் கைகளில் தயாராக வைத்துக் கொள்ள வேண்டும். அவ்வாறு வைத்திருந்தால், பிரசவத் துக்குச் செல்லும் நேரத்தில், அவற்றை நீங்கள் தேடிக் கொண் டிருக்க வேண்டிய அவசியம் இருக்காது.

பிரசவ நேரம் வரும்போது, மருத்துவமனையை எப்படி அடைவது என்பதை முன்கூட்டி திட்டமிட வேண்டும். கடைசி நேரத்தில் வண்டி எதிர்பார்த்தல், பேருந்துக்கு காத்திருப்பது போன்றவை இருக்கக் கூடாது. அதற்கான முன்னேற்பாடுகளை தயார் நிலையில் வைத்திருக்க

வேண்டும். காரில் செல்வதாக இருந்தால் போதுமான பெட்ரோல் போட்டு வைத்திருக்க வேண்டும்.

குழந்தைக்கும் தாய்க்கும் தேவையான பொருள்களை சேகரித்து வைத்துக்கொள்ள வேண்டும். மருத்துவமனையில் இருந்து திரும்ப வரும்போது குழந்தை மற்றும் கர்ப்பிணிக்குத் தேவையான உதவியாளர் யார் என்பதைத் தீர்மானித்துக்கொள்ள வேண்டும்.

நேரத்தை மிச்சப்படுத்த, உலர்ந்த பொருள்கள், துணி சோப்புகள், மற்ற பல சரக்குப் பொருள்கள் போன்றவற்றை வாங்கி பத்திரப்படுத்திக்கொள்ள வேண்டும்.

பிரசவமாகி இரண்டு வாரங்களுக்குப் பிறகும் வரும் உடல் திரவ வெளியேற்றம் துவக்கத்தில் அதிகமாக இருக்கும் என்பதால், துப்புரவு டவல்களை தயாராக வாங்கி வைத்துக் கொள்ள வேண்டும்.

மருத்துவமனையில் இருந்து வெளிவரும்போது கர்ப்பிணி அணிந்துகொள்வதற்காக எளிதாக அணியும் உடைகள், குழந்தைக்குத் தேவையான அத்தியாவசியப் பொருள் களான நாப்பிகள், அணிவிக்க இரண்டு துணிகள், குளிராக இருக்குமானால் குளிரைத் தடுக்கும் ஆடைகள், போர்வை போன்றவற்றைத் தயாராக வாங்கி வைத்துக்கொள்ள வேண்டும். யாராவது வாங்கித் தருவார்கள், உதவி செய் வார்கள் எனக் காத்திருப்பது தவறு.

எல்லாவற்றையும் செய்துவைத்துவிட்டு பிரசவத்துக்கான அறிகுறிகள் தென்பட்டவுடன் உடனே புறப்பட்டுப்போக தயார் நிலையில் இருக்க வேண்டும்.

கர்ப்பம் சார்ந்த விஷயங்கள்

நிறைய பேருக்கு, கருப்பையில் குழந்தை வளரும் விஷயம் மட்டுமே தெரியுமே தவிர, அதனோடு என்னவெல்லாம் சேர்ந்திருக்கும் என்ற விஷயம் தெரியாது.

கர்ப்பத்தை முழுமையாகப் பாதுகாப்பதற்கு தினமும் காலையில் இளஞ்சூடான நீரில்தான் குளிக்கவேண்டும். இரவில் ஆழ்ந்த உறக்கம் வருவதற்குக் கொஞ்சம் கூடுதல் சூடு உள்ள நீரில் குளிக்கலாம்.

கர்ப்பிணி கட்டாயமாக எட்டு மணி நேரமாவது தூங்கி ஓய்வு எடுப்பது அவசியம். இயல்பான வேலை செய்தல், ஓடுவது, மாடி ஏறுவது போன்றவற்றால் கருவில் உள்ள குழந்தைக்கு ஆபத்து வருமோ என நினைக்கிறார்கள். கண்டிப்பாக வராது. கருவானது பாதுகாப்பாக பனிநீருக்குள் வைக்கப்பட்டு உள்ளதால் எந்த வெளிச் செயல்பாடுகளும் அதற்கு சேதத்தை உண்டாக்காது.

மார்பகக் காம்புகளில் சேரும் அழுக்குகளை சுத்தமாகத் துடைத்துக் கொடுக்கவேண்டும். மார்பகக் காம்புகளை விரல்களால் வெளியே இழுத்து விடும் பழக்கத்தைப் பின் பற்ற வேண்டும்.

ஈறுநோய்களால் அழற்சிகளும், பல் வேர் பாதிக்கப் பட்டால் கர்ப்பச் சன்னி நோயும் வரலாம் என்பதால் கருக் காலத்தில் பற்களை முறையாகப் பராமரிக்கவேண்டும்.

கர்ப்பத்தின் துவக்கத்தில் அடிக்கடி உட லுறவு கொள்வதைத் தவிர்க்கவேண்டும். முன்னர் கருச்சிதைவு ஏற்பட்ட நிலை யில் அடுத்து கருத்தரித்தால், குழந்தையின் நிலைப்பாடு உறுதி செய்யப்படும் வரை உடலுறவு செயல்களைக் குறைத்துக்கொள்வது நல்லது.

சுருக்கமாகக் கூற வேண்டும் என்றால், கருவுற்ற 6-வது வாரம் முதல் 12-வது வாரம்வரை உடலுறவை எச்சரிக்கையாக மேற்கொள்ளவேண்டும். 16 முதல் 31 வாரம் வரை தங்கள் விருப்பத்துக்கேற்ப உடலுறவு கொள்ளலாம். கர்ப்பத்தின் இறுதிக் காலங்களில் உடலுறவு கொள்வதைத் தவிர்ப்பதும், அதனால் நோய்க் கிருமிகளின் தொற்று ஏற்படாதவாறு பார்த்துக்கொள்வதும் அவசியம்.

கதிர்வீச்சு உள்ள இடத்தில் வேலை செய்வதைத் தவிர்க்க லாம். வீட்டு வேலைகளில் ஈடுபடாதபோது காலை மாலை இருவேளையும் காலாற நடப்பது நல்லது. புரண்டு படுத் தால், குழந்தை கொடி சுற்றிப் பிறக்கும் என கூறப்படுவது பொய். உட்கார்ந்து பிறகு மெதுவாக படுக்கவேண்டும். ஒருக்களித்து படுப்பதே நல்ல படுக்கை முறை. மல்லாந்து படுக்கும்போது, ரத்தக் குழாய்களை கருப்பை அழுத்துவதால் மூச்சுத்திணறல், ரத்த ஓட்டக் குறை போன்றவை உண்டாகலாம்.

கால் வீக்கம், சர்க்கரை நோய், சிறுநீரில் அதிகமான உப்பு ஆகியவை இருந்தால் ஓய்வு எடுத்துக்கொள்ள வேண்டும். பயணங்கள் எந்த பாதிப்பையும் உண்டாக்காது. கர்ப்பக் காலத்தில் ஆற்றைத் தாண்டுவதும், தாய் வீடு போய் வருவதும் தப்பான விஷயங்கள் அல்ல. குறை பிரசவ வாய்ப்பு மற்றும் கருச்சிதைவு அபாயம் இருந்தால் நெடுந்தூர பயணம் செய்வதைத் தவிர்க்க வேண்டும்.

காய்ச்சல் மற்றும் சளித் தொல்லை ஏற்பட்டால் மருத்துவர் ஆலோசனை இல்லாமல் மருந்து மாத்திரை சாப்பிடக் கூடாது. சில மருந்து மாத்திரைகள், குழந்தை பிறந்த பிறகு அவற்றின் பற்கள் மற்றும் எலும்புகளைச் சிதைத்துவிடு பவை. மூன்று மாதங்களுக்குப் பிறகு கர்ப்பிணி சாப்பிடும் மருந்துகள் நஞ்சுக்கொடி மூலம் குழந்தையை அடைந்து ஊனமுற்ற குழந்தைப் பிறப்பையும், வலிப்பு நோயையும் உண்டாக்கும்.

புகைப் பழக்கம், மதுப் பழக்கம் போன்றவை இருந்தால் அவற்றை கர்ப்பத்துக்கு முன்னராகவே விட்டுவிட வேண்டும். இவை கருவைப் பாதிக்கும்.

உடற்பயிற்சி முறைகள்

கர்ப்பத்தை எளிமையாக்கும் யோகா மற்றும் உடற்பயிற்சி முறைகள் பற்றி கற்பிக்கப்படும். இதற்கான பயிற்சி வகுப்பு களுக்குப் பல மருத்துவமனைகள் முக்கியத்துவம் அளிக் கின்றன.

குழந்தைப் பராமரிப்பு

குழந்தை பெற்ற பிறகு அதை எப்படித் தூக்குவது, அவற் றோடு எப்படிப் பழகுவது, குழந்தைக்கு சீம்பால் ஊட்டலாமா வேண்டாமா, குழந்தை பெற்ற பிறகு எப்போது செக்ஸ் வைத்துக்கொள்ளலாம்...

இதுபோன்ற பல அடிப்படைத் தகவல்களைப் பிரசவ வகுப்புகளில் தெரிந்துகொள்ளலாம்.

7
கர்ப்பத்தோடு சேர்ந்து வருபவை

சினைமுட்டையாகி கரு வளரும்போது அதன் ஒரு பகுதி கருவை வளர்க்கும் பனிக்குடம், நஞ்சு போன்றவையாகும் என்பதை அறிந்திருப்பீர்கள். பிரசவ காலத்தில் இந்தப் பனிக்குடமும், நஞ்சும் மிக முக்கியமானவை.

பனிக்குடம்

கருத்தரித்த நான்காவது நாளிலேயே கருக் கோளத்தில் நீர் சேர்ந்து பிளாஸ்டோசைட் என்ற சினைநீர்க்கோளம் உருவாகிறது. ஆறு நாள்களுக்குப் பிறகு இது கருப்பையுடன் ஒட்டிக் கொள்ளும். கருவானது சுமார் ஒன்றரை மில்லி மீட்டர் நீளமாக இருக்கும்போதே பனிநீர்க்குவை உண்டாகி இரண்டாவது வாரத்தில் பனிக் குடமாக மாறுகிறது. இதில் உள்ள நீருக்கு பனிநீர் என்று பெயர். குழந்தை பனிநீரில்தான் மிதந்து கொண்டிருக்கும்.

கர்ப்பம் முற்றும் நிலையில் சுமார் 600 முதல் 1200 மில்லி லிட்டர் வரை பனிநீர் இருக்கும்.

பனிநீர் குறைந்தால் குழந்தை உயிர் பிழைக்காது. இந்த நீரின் முக்கியச் செயல்பாடுகள் என்றால், குழந்தைக்கு எந்த ஆபத்தும் இல்லாமல் பாதுகாப்பது, குழந்தை பிறக்கும் போது கருப்பை வாயையும் பெண் உறுப்பையும் விரி வாக்குவது, குழந்தை பிறக்கும் பாதையை சுத்தமாக வைத்துக்கொள்வது போன்றவைதான்.

பனிநீரைப் பரிசோதனை செய்தாலே கருக் குழந்தைக்கு வரும் பிரச்னைகளைத் தெரிந்துகொள்ளலாம்.

நஞ்சு

கருவுடன் வளரும் நஞ்சு முக்கியத்துவம் வாய்ந்தது. கருப் பையில் கரு உருவாகி உயிரோடு பிறக்க துணை செய்வது. இதன் மத்தியில் இருந்து கொப்புள் கொடி கிளம்பி கருக் குழந்தையின் கொப்புள் வரை செல்லும்.

கருவின் வளர்ச்சிக்குரிய ஆகாரத்தையும் வாழ்வதற்கு தேவை யான ஆக்ஸிஜனையும் தாயின் ரத்தத்தில் இருந்து எடுத்து கருக் குழந்தைக்கு இது ஊட்டுகிறது. கருக் குழந்தையின் ரத்தத்தைக் கொப்புள் கொடி வழியாகப் பெற்று அதன் கழிவுப் பொருள்களை அகற்றுகிறது.

கருப்பைக்குள் கருக் குழந்தையின் உடல் சேதமடையாமல் காத்து, நோய் அணுகாமல் வைத்திருப்பதும், சூடும் குளிர்ச்சியும் குழந்தையைத் தாக்காமல் காப்பதும் நஞ்சுதான். கருவின் நுரையீரலாக, அன்னப் பாதையாக, சிறுநீரைப் பிரிக்கும் உறுப்பாக பணியாற்றும் நஞ்சு, கருப்பையின் மேல் பாகத்தில் ஒட்டியிருக்கும்.

இவ்வளவு முக்கியத்துவம் பெற்ற நஞ்சு, குழந்தைப் பேற்றின்போது குழந்தை வெளியான சில நிமிடங்களில் குழந்தையைத் தொடர்ந்து வெளியேறும்.

நஞ்சினால் ஏற்படும் பிரச்னைகள்

சில சமயங்களில், குழந்தையைப் பாதுகாக்கும் நஞ்சு பிரச்னைக்குரியதாக மாறிவிடுவதும் உண்டு. இதில் குறிப் பிடத்தக்கவை, நஞ்சு இடம் மாறுதல் மற்றும் நஞ்சு பிரிந்து விடுதல் ஆகியவை. இந்த இரண்டும் ஒன்றை ஒன்று சார்ந்து நிற்பவை என்பதால் கர்ப்பிணிகள் இந்த விஷயத்தில்

எச்சரிக்கையாக நடந்துகொள்ள வேண்டும். இடம் மாறிய நஞ்சு 200-ல் ஒருவருக்கு, அதிலும் பல குழந்தை பெற்றவர்களுக்கே அதிகமாக ஏற்படுகிறது.

நஞ்சு இடம் மாறுதல்

கருப்பையின் மேல் பாகத்தில் ஒட்டியிருக்கும் நஞ்சு, சில சமயம் இடம் மாறி கருப்பையின் உள்வாய்ப் பகுதியை நோக்கி ஒதுங்கியோ, உள்வாய்ப் பகுதியை முற்றிலுமாக அடைத்த படியோ கீழ் நோக்கி இருக்கும். இதற்கு நஞ்சு இடம் மாறுதல் என்று பெயர். இதனை நான்கு வகைகளாகப் பிரிக்கலாம்.

முதல் வகை

கருப்பையின் பக்கவாட்டில் ஊன்றி அதனுடைய உள்வாயை அடுத்து வருவது.

இரண்டாவது வகை

பக்கவாட்டில் ஊன்றி கருப்பையின் உள்வாய் வரை வருவது.

மூன்றாவது வகை

கருப்பையின் உள்வாயின் ஒரு பகுதியை அடைத்துக் கொள்ளும் அளவுக்குக் கீழே ஊன்றியிருப்பது.

நான்காவது வகை

கருப்பையின் கீழ்ப்பாகத்தில் ஊன்றி உள்வாயை முற்றிலுமாக மூடிக்கொண்டிருப்பது.

காரணங்கள்

கர்ப்பச் சன்னிக்கு முன் நச்சு, அதிக ரத்த அழுத்தம், அடி வயிற்றில் அடிபடுவதால் ஏற்படும் அதிர்ச்சி, கருப்பைக் கட்டிகள், சிறிய நஞ்சுக் கொடி, தாய் சத்தான உணவு இல்லாமல் வாடுதல் போன்றவை இதற்கான முக்கியக் காரணங்களாகும்.

அபாயங்களும் தீர்வுகளும்

இடம் மாறிய நஞ்சு, முக்கியமாக கர்ப்பக் காலத்தின் கடைசி மூன்று மாத காலத்தின்போதுதான் வலியின்றி ரத்தத்தை

வெளியேற்றுகிறது. சுறுசுறுப்பாக வேலை செய்தால்தான் ரத்தக் கசிவு வரும் என்பதில்லை. இரவு ஆழ்ந்து தூங்கிக் கொண்டிருக்கும்போதுகூட திடீரென ரத்தப்போக்கு ஏற்படலாம். இது ஆபத்தை விளைவிக்காது.

திடீரென ஏற்பட்ட இந்த ரத்தப்போக்கு சற்று நேரத்தில் நின்றுவிட்டாலும், எப்போதாவது முன்னதைவிட அதிகமாக ஏற்படலாம். முதலில் ஏற்பட்ட ரத்தப்போக்கு சிறுகச் சிறுக தொடர்வதும் உண்டு.

ரத்தப்போக்கின் அளவைப் பொறுத்து தாயின் உடல் நிலை பாதிக்கப்பட்டு ரத்த சோகை, நிலை குலைவு (ஷாக்), கருக் குழந்தை பாதிப்பு போன்றவை ஏற்படலாம்.

நஞ்சின் இருப்பிடமும் கருக் குழந்தையைப் பாதிக்கலாம். கருப்பையின் பின் பகுதியின் கீழ் ஒட்டியிருக்கும் நஞ்சு, பேறு காலத்தின்போது கருக் குழந்தை வெளிப்படும் பகுதியால் (உதயப்பகுதி) அழுத்தப்படுவதால் கருக்குழந்தைக்கு ஆபத்து அதிகமாகிறது.

அதிக ரத்த அழுத்தம், நீரில் வெண் புரதம் ஆகிய அறிகுறிகள் இல்லாமல், யோனிக்குழாய், கருப்பையின் கழுத்துப்பாகம் ஆகியவற்றிலும் எந்தவித நோய்களும் இல்லாது கர்ப் பிணிக்கு திடீரென வலியின்றி ரத்தப்போக்கு ஏற்பட இடம் மாறிய நஞ்சே காரணம்.

இந்த நிலையில், கருக் குழந்தை மாறிக் கிடப்பது, குறுக்கே கிடப்பது, மேல் நோக்கி சாய்ந்து இருப்பது போன்ற நிலைகளில் இருக்கலாம்.

இவ்வாறு இருந்தால்,

1. கருக் குழந்தையின் வளர்ச்சிக் காலம்
2. ரத்தப்போக்கின் அளவு
3. பேறுகால வலி தொடங்கியுள்ளதா இல்லையா என்ற நிலை ஆகியவற்றைக் கருத்தில்கொண்டு அறுவைச் சிகிச்சை செய்துவிடலாம்.

கருக் குழந்தை 36 வாரங்களை அடைந்திருக்காவிட்டால், முதன் முறையாக வெளிவரும் ரத்தப்போக்கை தக்க ஓய்வு,

தூக்க மருந்து முதலியவற்றின் மூலம் நிறுத்தி, கருக் குழந்தையின் வளர்ச்சி முப்பதாறு வார காலம் தாண்டும் வரை கர்ப்பிணியை மிகவும் கவனமாகக் கண்காணித்து பிறகு சிகிச்சை அளிக்க வேண்டும். கர்ப்பிணி தொடர்ந்து மருத்துவக் கண்காணிப்பின் கீழ் இருக்க வேண்டும்.

கருக்குழந்தையின் வளர்ச்சி 37 வாரங்களைத் தாண்டிய பிறகு ரத்தப்போக்கு ஏற்பட்டால், ரத்தப்போக்கின் அளவு, நஞ்சின் இருப்பிடம், பிரசவம் நடப்பதற்கான அறிகுறிகள் ஆகியவற்றை ஆராயவேண்டும்.

ரத்தப்போக்கு சாதாரணமாக ஒருமுறை அதிகமாக வந்துவிட்டு பிறகு நின்றுவிட்டால் கருக் குழந்தையின் வளர்ச்சி முழுமையாகும்வரை பொறுத்திருப்பது நல்லது. கருப்பையின் உள்வாயை நஞ்சு முற்றிலுமாக அடைத்துக்கொண்டு ரத்தப் போக்கை அதிகரித்தால், குழந்தையின் நலனைவிட தாயின் உயிரைக் காப்பதற்கான உடனடி நடவடிக்கைகளை மேற்கொள்ள வேண்டும்.

பிள்ளைப் பேற்றுக்கான வலி ஆரம்பித்துவிட்ட பிறகு நஞ்சு ஒதுங்கியிருப்பது தெரியவந்தால், பனிக்குட நீரை வெளியேற்றி குழந்தையின் தலை, நஞ்சை அழுத்தியபடி இருக்கு மாறு செய்து ரத்தப்போக்கை நிறுத்தலாம். ஆனால், பிரசவ வலி ஆரம்பித்து நஞ்சு முற்றிலுமாகக் கீழே இருந்தால் அறுவைச் சிகிச்சையைத் தவிர வேறு வழி இல்லை.

நஞ்சு பக்கவாட்டில் இருந்தால் தாய்க்கு ஆபத்து இல்லை. முற்றிலும் கீழாக இருந்தால் ஆபத்து நேரிடும். எனவே, அதன் அமைப்பை எக்ஸ்-ரே, மருந்து வகைகளை ரத்தக் குழாய்க்குள் செலுத்தி எடுக்கப்படும் எக்ஸ்-ரே, அல்ட்ரா சவுண்டு மூலமாகக் கண்டுபிடித்து சிகிச்சை தரவேண்டும்.

கருக் குழந்தையின் வளர்ச்சி இருபத்தெட்டே வாரங்கள் ஆகியிருந்து ரத்தப்போக்கு ஏற்படும்போது, குறைப் பருவக் கருக் குழந்தையைப் பிறக்கும்படி செய்வது குழந்தைக்கு ஆபத்தை உண்டாக்கும். பக்கவாட்டில் நஞ்சு இடம் மாறினால், கருக் குழந்தை உரிய நாள்கள் வளரும்வரை பொறுத்திருந்து வலி எடுக்கும்போது தக்க உபகரணங்கள் மூலம் வெளியே எடுக்கலாம். கருப்பையின் வாயை மூடிய

நஞ்சாக இருந்தால், அறுவைப் பேறுதான் ஒரே வழி. இடம் மாறிய நஞ்சுக்கு இன்னொருவரின் ரத்த தானம் எந்நேரமும் தேவைப்படும்.

நஞ்சு பிரிதல்

பனிநீர் வெளியேறி கருப்பையின் அளவு சுருங்கும்போதும், இரட்டைக் கர்ப்பத்தின்போது முதல் குழந்தை பிறந்தவுடன் கருப்பை திடீரெனச் சுருங்குவதாலும், இரண்டாவது குழந்தை பிறக்கும் முன் நஞ்சு முன்கூட்டியே பிரிந்து விடலாம்.

முன்கூட்டிப் பிரியும் இந்த நஞ்சு, பேறு காலத்துக்கு முன்னதாகவோ, பேறு கால வலியின்போதோகூட ஏற்படலாம். பேறு காலத்துக்கு எவ்வளவு நாள்களுக்கு முன்னதாக இந்த நஞ்சின் பிரிவு ஏற்படுகிறது என்பதை வைத்து கருக் குழந்தையைக் காப்பாற்ற முடியுமா? முடியாதா? என்று ஓரளவு கணிக்க முடியும்.

36 வார கர்ப்பக் கால வளர்ச்சிக்கு முன்பே சுமார் 68 சதவீதத் தினருக்கு நஞ்சு பிரிந்துவிடுகிறது. இவ்வாறு பிரியும்போது, பிரிகின்ற அளவின் தன்மைக்கு ஏற்ப கர்ப்பிணிக்கு சில அறிகுறிகள் தோன்றும்.

மிதமான வகை

அடிவயிற்று வலியுடன் ரத்தப்போக்கு இருக்கும். மிதமான ரத்தப்போக்கால், தாய் - சேய் நலன் பாதிக்கப்படுவதில்லை. மிதமான ரத்தப்போக்கு தோன்றி பிறகு பிள்ளைப் பேற்று வலியும் படிப்படியாகத் தோன்றி நலனுடன் குழந்தையைத் தாய் பெற்றெடுக்க முடியும்.

மிதமான வகை ரத்தப்போக்கில் மருத்துவரின் உடனடி கவனிப்பு, கர்ப்பிணிக்கு ஏற்படும் அபாயத்தைத் தவிர்த்து கருக் குழந்தையையும் காப்பாற்றுகிறது.

கருக் குழந்தையின் வளர்ச்சி முற்றுப் பெறுவதற்கு முன், நஞ்சு பிரிந்து கருக் குழந்தை உயிருடன் பிறந்தாலும் குறைமாதக் குழந்தையாக இருப்பதால் 60 சதவீதத்தினருக்கு குழந்தையைக் காப்பாற்றுவது கடினமாகிவிடுகிறது.

தீவிரமான வகை

கர்ப்பிணியின் அடிவயிற்றில் திடீரென வலி தோன்றி அதிகரித்து பிறகு ரத்தப்போக்கு ஏற்படும். கருக்குழந்தை அசைவு நின்றுவிடும். பரிசோதித்தால், கருப்பை இறுக்கமாக இருப்பது தெரியவரும். கருப்பைக்கு உள்ளேயே குழந்தை இறந்து கிடக்கும்.

மருத்துவர் பரிசோதிக்கும்போது, கருக் குழந்தையின் பாகங்களைத் தொட்டு உணர முடிவதில்லை. கருக் குழந்தை, கருப்பைக்குள் இறந்துவிடுவதால் கருக் குழந்தையின் இதயத் துடிப்பு கேட்காது.

தீவிரமான வகையில், எழுபது முதல் நூறு சதவீதம் கருக் குழந்தைகள் இறந்தே பிறக்கின்றன. தாய்க்கும் ரத்தப் போக்கால் ஏற்படும் நிலைகுலைவுடன் ஏனைய கோளாறு களும் ஏற்படுகின்றன.

சிறுநீர் பிரியாத நிலை, கருப்பைக்குள் மறைந்திருக்கும் ரத்தப்போக்கு தொடர்ந்து அதிகரிப்பதால், கருப்பையின் தசை நார்ப்பகுதிகளில் ரத்தம் ஊடுருவி கருப்பை, நஞ்சு ஆகியவை செயலிழக்கும். அறுவைச் சிகிச்சையின் மூலம் கருப்பையை அகற்ற வேண்டியிருக்கும்.

ரத்தப்போக்கால் ரத்தம் உறைவதற்கான பிளாஸ்மா குறைந்து விடுவதால் ரத்தம் உறையும் தன்மையை இழந்துவிடுகிறது. இதனால் கர்ப்பிணியின் ரத்தப்போக்கு அதிகரித்து மூக்கு, வாய் போன்ற இடங்களில் இருந்தும் ரத்தக் கசிவு ஏற்பட கர்ப்பிணி மிக அபாயகரமான கட்டத்தை அடைகிறாள்.

இதைப் பரிசோதனையின் மூலம் அறிந்து, தேவைக்கேற்ப ரத்தம் செலுத்தி உடனடியாகப் பிரசவ வலியை உண்டாக்கி குழந்தைப் பேற்றை உண்டாக்கிவிட வேண்டும். அதே வேளையில், சிறுநீர் பிரிதல் மற்றும் ரத்தம் உறைதலில் முக்கியக் கவனம் செலுத்த வேண்டும்.

மிகத் தீவிரமான வகை

நஞ்சு திடீரென முற்றுமாகப் பிரிந்துவிடுவதால் இந்த நிலை ஏற்படுகிறது. அடி வயிற்றில் திடீரென வலியும், நாடித் துடிப்பு அதிகரித்து, இதயச் சுருக்க ரத்த அழுத்தம் குறைந்து,

சிலசமயம் 80 மில்லி மீட்டர் பாதரச அழுத்தத்துக்கும் குறைவாக இருக்கும்.

கருப்பைக்குள் ரத்தம் சேருவதால் கருப்பையின் அளவு அதிகரிப்பதுடன், கருப்பை இறுக்கமாகவும், தொட முடியாத அளவுக்கு வலியையும் தரும். இடம் மாறிய நஞ்சு, திடீர்ப் பனிநீர்ப் பெருக்கம், கர்ப்பத்துடன் கூடிய இதர அடிவயிற்று வலிகள் ஆகியவற்றில் இருந்து முன்கூட்டிப் பிரியும் நஞ்சை மருத்துவர் பிரித்தறிவார்.

மிகத் தீவிரமான வகையில் பின்வரும் செயல்களைச் செய்தால்தான் கர்ப்பிணியையாவது காப்பாற்ற முடியும். ரத்தப்போக்குக்கு ஏற்ப ரத்தம் செலுத்தி நிலை குலைவைத் தடுத்தல், ரத்தக் கசிவால் கருப்பை விரிந்து கொடுப்பதைத் தவிர்க்க பனிக்குடத்தைக் கிழித்துவிடுதல், பிள்ளைப் பேற்று வலியை மருந்துகள் மூலம் உண்டாக்கி பேற்றினைத் துரிதப்படுத்துதல், ரத்தம் உறைவதில் மாற்றம் உள்ளதா, சிறுநீர் பிரிவதில் தடை ஏற்பட்டுள்ளதா என்பதைக் கண் காணித்தல் ஆகியவற்றை மருத்துவர் மேற்கொள்வார்.

என்ன ஆகும்?

குழந்தை பிறக்கும் முன்னதாகவே நஞ்சு பிரிந்துவிடுவதால், கருப்பைக் கழுத்துப் பகுதி வழியாக ரத்தம் வெளியே ஒழுகும். அவ்வாறு வெளியேறும் ரத்தப் போக்கை வெளிப்படும் ரத்தப்போக்கு அல்லது ரிவீல்ட் ஹெமரேஜ் என்பார்கள்.

நஞ்சின் உள் ஓரம் மட்டும் பிரிந்து வெளிஓரம் பிரியாமல் ரத்தப்போக்கு ஏற்பட்டாலும், கருப்பையின் உள்வாய் பாகத்தை கருக் குழந்தையின் தலை அடைத்துக் கொண்டிருந்தாலும் ரத்தம் வெளியேறாமல் கருப்பைக்கு உள்ளேயே சேர ஆரம்பிக்கிறது. இதற்கு உள் மறைந்த ரத்தப்போக்கு என்று பெயர்.

சில சமயங்களில், நஞ்சு பிரிந்து ரத்தப்போக்கின் ஒரு பகுதி வெளியேறிவிட, மற்றொரு பகுதி உள் தங்கும். இந்த இரண்டும் கலந்து தோன்றும் ரத்தப்போக்குக்கு கலப்பு ரத்தப் போக்கு என்றுபெயர்.

நஞ்சு முன்கூட்டிப் பிரிந்து ரத்தக் கசிவு சிறிய அளவில் இருந்தால், கர்ப்பிணிக்கு பூரண ஓய்வு கொடுத்து ரத்தக் கசிவை நிறுத்தி கருக் குழந்தை வளர வழி வகுக்கலாம். ரத்தப்போக்கு அதிகமாக இருந்து கருக் குழந்தை 34 வாரங்களுக்கு மேற்பட்டதாக இருந்தால், பேற்று வலியை வரச் செய்து குழந்தையை வெளியேற்றலாம்.

உள் மறைந்த ரத்தப்போக்கு உயிருக்கு ஆபத்தை ஏற்படுத்து வதால், உடனே குழந்தையை வெளியேற்ற வேண்டும். தேவைப்பட்டால் அறுவை செய்தாவது தாயைக் காப்பாற்ற வேண்டியிருக்கும். ரத்தப்போக்கு அதிகமானால் ரத்தம் செலுத்த வேண்டியிருக்கும்.

முன்பேற்று ரத்தப்போக்கு

இருபத்தெட்டு வாரங்களைத் தாண்டிய பிறகு திடீரென ஏற்படும் ரத்தப்போக்குக்கு முன்பேற்று ரத்தப்போக்கு என்று பெயர். கர்ப்பிணிக்கு கர்ப்பக் காலத்தில் கஷ்டத்தைத் தருவது இந்த ரத்தப்போக்கே. நூற்றில் இரண்டு பேருக்கேனும் இது ஏற்படுகிறது.

இறுதி மூன்று மாத காலத்தில் ஏற்படும் ரத்தப்போக்குக்கான காரணங்கள்:

★ இடம் மாறிய நஞ்சு

★ முன்கூட்டிப் பிரியும் நஞ்சு

★ கருப்பையின் கழுத்து மற்றும் யோனிக்குழாய் சார்ந்த கருப்பைக் கழுத்து அரிப்பு

★ கருப்பைக் கழுத்து, யோனிக் குழாய்க் கழலைகள் (பாலிப்) மற்றும் புற்றுநோய்கள்

சிகிச்சை முறைகள்

கர்ப்பிணிக்கு நஞ்சு முன்கூட்டிப் பிரியும்போது ரத்தப் போக்கின் அளவு, தாயின் உடல் நிலை, குழந்தையின் நிலை ஆகியவற்றைக் கருத்தில்கொண்டே செயல்பட வேண்டும். மிதமான வகையில் கர்ப்பிணிக்கு நல்ல ஓய்வு தந்தாலே போதும். ரத்தப்போக்கும் நின்று கருக் குழந்தையும் எவ்விதப்

பாதிப்பும் இல்லாதிருந்தால், தானாகவே வலி வந்து பிரசவிக்கலாம்.

நஞ்சு முன் கூட்டிப்பிரியும்போது, பேற்று வலியும் ஆரம்பித்து தாய்க்கு அதிக ஆபத்து இல்லாமல் குழந்தைக்கு சற்று ஆபத்துடனும் பிரசவம் நடக்கும். ரத்தப்போக்கு தொடர்ந்தும் பேற்று வலி ஆரம்பிக்கவில்லையென்றால், பனிநீர்க் குடத்தைக் கிழித்து பிரசவ வலியை உண்டாக்க வேண்டும்.

நஞ்சு முன்கூட்டிப் பிரிந்தாலும் கருக் குழந்தை உயிருடன் இருந்தால், உரிய சிகிச்சைகளின் மூலம் 97 சதவீதத்தின ருக்கு சாதாரணப் பேற்றை உண்டாக்கலாம். கருப்பையின் கழுத்துப் பாகம் விரிவடையாமல் இருந்தால் அறுவைப் பேறு மூலமே தாய் - சேய் இருவரையும் காப்பாற்ற முடியும்.

சாதாரண பேற்றுக்கு உரிய முயற்சிகளை எடுத்தபிறகும், ஆறு முதல் எட்டு மணி நேரத்தைத் தாண்டிய பிறகும் பிள்ளைப் பேறு நடைபெறாமல் ரத்தக் கசிவு மட்டுமே இருந்து கொண்டிருந்தால், அறுவைப் பேறு செய்து குழந்தையை எடுக்க வேண்டும்.

பிள்ளைப் பேற்றுக்குப்பிறகு ஏற்படும் ரத்தப்போக்கும் பல சமயங்களில் தொல்லை தருமாதலால் பேற்றுக்குப் பிறகு ரத்தப்போக்கு ஏற்படுவதைத் தடுக்கவும், ஏற்பட்டால் அதை நிறுத்தவும் முயற்சிகளை மேற்கொள்ள வேண்டும்.

முன்கூட்டி நஞ்சு பிரியும்போது, நிலைகுலைவு ஏற்படாமலும், ரத்தம் உறைவதில் மாற்றம் ஏற்பட்டு விடாமலும், சிறுநீர்ப்பை போன்றவை பாதிக்கப்படாத வகையிலும் பிரசவத்தைத் துரிதப்படுத்தினால்தான் கர்ப்பிணியைக் காப்பாற்ற முடியும்.

ரத்தம் செலுத்தும் வசதிகள், நவீன அறுவைக்கூடம், குழந்தை நல தீவிர கண்காணிப்பு வசதிகள் முதலியவை இல்லாத இடங்களில் இத்தகைய பேறுகளைப் பார்ப்பது ஆபத்து ஆகும்.

நஞ்சு பற்றிய கூடுதல் விவரங்கள், அவற்றால் ஏற்படும் பாதிப்பு போன்றவற்றை மகப்பேறு மருத்துவ நிபுணருடன் விரிவாகப் பேசித் தெரிந்துகொள்வது நல்லது.

8

குழந்தை நலமாகப் பிறக்க பயிற்சி முறைகள்

கர்ப்பிணி எப்போதும் மனத்தை அமைதியாக வைத்துக்கொள்ள வேண்டும். குனிந்து நிமிர்ந்து வேலை செய்ய வேண்டும் என்றெல்லாம் நமது பெரியவர்கள் சொல்லும்போது மூடநம்பிக்கை போல் தோன்றும்.

அடிக்கடி டென்ஷன் படுபவர்களுக்கு ரத்த அழுத்தம் அதிகமாகி உயிருக்கு ஆபத்தை விளைவிக்கும் என்பது உங்களுக்குத் தெரியும். குனிந்து நிமிர்ந்து வேலை செய்யும்போது, இடுப்புத் தசைகள் தளர்ந்து பிரசவ நேரத்தில் பலன் தரும் என்பது கண்கூடாகத் தெரியவரும் உண்மை. இப்படி பல வகைகளிலும் பிரசவத்தை எளிதாக்கும் வழிமுறைகளைத் தெரிந்து கொண்டால்தான், குழந்தைப் பேற்றின்போது அதிக சிக்கல் இல்லாமல் குழந்தையைப் பெற்றெடுக்க இயலும்.

இதற்கு என்ன செய்ய வேண்டும்?

நமது உடம்பை எவ்வாறு செயல்பட வைப்பது, எந்தெந்த தசைகள் என்னென்ன வேலைகள்

செய்கின்றன, எந்தத் தசையை எப்படிச் செயல்பட வைப்பது, எப்படிச் செய்தால் சிரமம் இல்லாமல் உடலை சமநிலையில் வைக்கலாம் என்பதைப் பற்றி தெரிந்துகொள்ள வேண்டும்.

இதற்கு உங்கள் உடம்பைப் பற்றிய அறிவு அவசியம்.

உடம்பு செயல்படும் விதத்தை பாடி மெக்கானிசம் என்பார்கள். இதைப் பற்றி அறியாமல் நம் விருப்பத்துக்குச் செய்யும் பயிற்சிகள் ஓர் உறுப்புக்கு அதிக சுமையையும், இன்னோர் உறுப்புக்கு பலவீனத்தையும் உண்டாக்கும். உறுப்புகளின் திறனை சமமாகப் பகிர்ந்தளிக்க வேண்டும் என்பதைப் புரிந்துகொள்ள வேண்டும்.

என்ன செய்யலாம், என்ன செய்யக் கூடாது என்பதைப் பற்றிய எளிய விவரங்கள் இங்கே தரப்பட்டுள்ளன.

★ நீண்ட நேரம் நிற்பதைவிட பின்னோக்கி நடப்பதும், முன்னோக்கி நடப்பதும் நல்லதாகும். இவ்வாறு செய்யும்போது வெவ்வேறு தசைகளுக்குப் பயிற்சி தரலாம். இதனால், உடலில் ஒருசமநிலை உண்டாக்கப் படுகிறது.

★ ஒரு காலை முன்னோக்கி வைத்து நிற்பதால் உடல் எடையை நேர்த்தியாக வைத்துக்கொள்ளவும், உடலை வலப்பக்கமாகவோ, இடப்பக்கமாகவோ திருப்பலாம்.

★ தசையை அசைத்து, முதுகை நிமிர்த்தி, முகவாயை மேல்நோக்கித் தூக்கி, இடுப்புக்கூட்டை ஒரு பக்கமாகச் சாய்த்து நடக்கவும்.

★ உட்காரும்போது காலை உயரத்தூக்கி வைப்பதற்கு வசதியாக காலுக்கு ஒரு சிறிய நாற்காலியைப் பயன் படுத்தலாம்.

★ படியேறும்போது பாதம் முழுவதையும் படியின் மீது வைத்து, ஒவ்வொரு அடியையும் முன்னோக்கிச் சாயாமல், கால் தசைகளைப் பயன்படுத்தி தானாக பாதத்தை உயர்த்தப் பழகவேண்டும்.

★ எந்தப் பொருளையும் எடுக்கவேண்டுமானால் ஒரு பக்கமாக குனிந்து பொருளை எடுக்கவேண்டாம். முன்னோக்கி வளைவது அல்லது சாய்வது உடலின்

சமநிலையைப் பாதிக்கும். நேராக நிமிரும்போது முதுகுத் தசைக்குச் சிரமம் ஏற்படும். குனிவது அவசியம் என்றால், கால்களை அகலமாக வைத்து, முதுகை நேராக்கி கால்களை மடக்கி உட்கார்ந்து, பொருளைத் தூக்குவதுதான் நல்லது.

தூக்கப்படும் பொருளை உங்கள் உடலுக்கு அருகில் இழுக்க வேண்டும். நீங்கள் எழுந்திருக்க, தொடைகள் மற்றும் கால்களின் தசைகளைப் பயன்படுத்தவேண்டும்.

★ பலசரக்குப் பொருள்கள் போன்று நிறைய பொருள்களைத் தூக்கிச் செல்லவேண்டிய நிலை ஏற்படும்போது, அந்தப் பளுவை இரண்டாகப் பிரித்து, இரண்டு கைகளிலும் தூக்கிச் செல்லவேண்டும்.

எளிய ஆசனங்கள்

எளிய ஆசனங்கள் மூலம் உடலைத் தளர்த்தும் பயிற்சிகளை மேற்கொள்வது கர்ப்பக் காலம் முழுவதிலும் நன்மை தரக்கூடியதாக இருக்கும்.

ஆசனப் பயிற்சியின்போது நாம் மேற்கொள்ளும் பல்வேறு வித உடல் இருக்கை நிலைகள், கருக் காலத்தில் தோன்றும் சில பிரச்னைகளில் இருந்து நிவாரணம் அளிப்பதாக ஆய்வுகள் கூறுகின்றன.

முதுகுவலி, களைப்பு, வீக்கம், தசைப்பிடிப்பு மற்றும் பல அசவுகரியங்களை ஆசனப் பயிற்சிகள் சரி செய்யும். சிரமம் இருந்தால் பயிற்சியைத் தொடர வேண்டாம்.

உடலைத் தளர்த்துவதற்கு

முழங்கால்களை அகலமாக, வசதியாக விரித்து ஒரு கால் தரையின் மீது இருக்குமாறும், இன்னொரு கால் அதற்கு முன்னாகவும், முதுகு நேராகவும் இருக்குமாறும் தரையில் உட்காருங்கள். முதுகை சுவரில் சாய்த்து அல்லது வேறு பொருள்களின் மீது சாய்த்து வைத்துக்கொள்ளுங்கள். இது உங்களுக்கு சவுகரியமாக இருக்கும். இவ்வாறு ஐந்து நிமிட நேரம் இருங்கள். படிப்படியாக இந்த நேர இடைவெளியை பதினைந்து நிமிடம், முப்பது நிமிடமாக உயர்த்துங்கள். இந்தப் பயிற்சியின்போது கால்களிலும், பாதங்களிலும் ரத்த

ஓட்டம் குறிப்பிட்ட அளவு குறைந்துவிடும். எனவே, பாதங்களை ஒவ்வொரு சில நிமிடங்களுக்கு ஒருமுறை அசைத்து, பழைய நிலைக்குத் திரும்பவும்.

இது உடலைத் தளர்த்துவதற்கு ஏற்ற நல்ல நிலையாகும். தொடைகள், இடுப்பு, கீழ் முதுகு போன்றவற்றின் தசைகளை நெகிழ்த்துவதற்கு இது உதவுவதால் கீழ் முதுகு வலியில் இருந்து நிவாரணம் பெறலாம்.

சுவருக்கு நேராக கால்களை உயர்த்துதல்

படுக்கையின் மீது நேராகப் படுத்து கால்களை உயர்த்தி பாதங்கள் சுவற்றின் மீது படுமாறு வைத்துக்கொள்ளவும். இவ்வாறு இரண்டு முதல் ஐந்து நிமிடங்கள் வரையில் வைத்திருக்கவும்.

கர்ப்பத்தின் நிலைகளுக்கு ஏற்றதுபோல் பொருத்தமான வழிகளை மேற்கொண்டு தினமும் இதை மீண்டும் மீண்டும் பலமுறை செய்யவும். உதாரணத்துக்கு, கர்ப்பத்தின் துவக்கத்தில், உடலையும், கால்களையும் சரியான கோணத்தில் வைத்து, புட்டங்கள் சுவற்றின் மீது சாய்ந்திருப்பதுபோல் அல்லது அதற்கு அருகிலோ வைத்திருக்க இயலும். ஆனால், கர்ப்பம் முதிரும்போது, உதரவிதானம் அழுத்துவதால் இவ்வாறு சரியான கோணத்தில் வைத்திருப்பது சிரமமாக இருக்கும்.

இந்தக் கோணத்தின் அளவை குறைப்பதற்காக, உடலை சுவருக்கு சற்று அப்பால் நகர்த்திக்கொள்ளலாம். உங்கள் கால்களைச் சுவற்றில் இருந்து கீழே இறக்கிய பிறகு சில விநாடிகள் ஓய்வாக வைத்திருந்துவிட்டு மீண்டும் மெதுவாக உயர்த்தவும். இது, கால்களுக்கு ரத்த ஓட்டத்தை அதிகரிப்பதற்கான மிக எளிய வழியாகும். களைப்பு, வீக்கம், தசைப் பிடிப்பு மற்றும் கால்களில் ரத்த நாளங்கள் மெலிந்து சுருளுதல் போன்றவற்றில் இருந்தும் நிவாரணம் தரும்.

முழங்கால் - மார்பு நிலை

மூலநோயால் வரும் அசவுகரியங்கள், பிறப்பு உறுப்பைச் சுற்றி ஏற்படும் வீக்கம், தொடைகள் மற்றும் புட்டங்களில் ஏற்படும் தசைப்பிடிப்பு மற்றும் இடுப்புக்கூட்டுப் பகுதியில்

தெரியும் கனமான நிலை ஆகியவை இருந்தால் பின்வரும் பயிற்சியை மேற்கொள்ளுங்கள்.

கவிழ்ந்து படுத்து உடலை மட்டும் உயர்த்தினால் மார்பகமும், முழங்கால்களும் அருகருகே வரும். தரையின் மீது மார்பகம் படுமாறும், முழங்கால்கள் சுமார் ஒரு அடி தூரத்தில் இருக்க வேண்டும். இதே நிலையில் இரண்டு நிமிடங்கள் உடலை வைத்திருக்கவும். முழங்கால் - மார்பக நிலையானது, கீழ் முதுகு வலியைப் போக்குவதில் நல்ல பலன் அளிக்கிறது.

சில எளிய உடற்தகுதி பயிற்சிகள்

சில உடற்பயிற்சிகள் ரத்த ஓட்டத்தை செம்மையாக்க, தசை பலத்தை அதிகரிக்க, களைப்பைப் போக்க உதவும். அதிர்வது போன்ற அசைவுகள் இல்லாமல் எப்போதும் மென்மையாகச் செய்யுங்கள். அசவுகரியங்களை அல்லது வலியை உண்டாக்குகிற உடற்பயிற்சிகளை எப்போதும் செய்யாதீர்கள்.

கர்ப்பிணிகளுக்கும், பிரசவித்த பெண்களுக்கும் சிறப்பு பயிற்சிகளை மகப்பேறு மையங்கள் அளிக்கின்றன. குழுவினராக உடற்பயிற்சியில் ஈடுபட்டால்தான் உடற்பயிற்சி செய்ய வேண்டும் என்ற உந்துதல் ஏற்படும்.

பின்வரும் உடற்பயிற்சிகள் பொதுவான வழிகாட்டிகளாகக் கொடுக்கப்பட்டுள்ளன.

இடுப்புத் தளப் பயிற்சிகள்

இடுப்புக்கூட்டில் கனமாக இருப்பது போன்ற உணர்வு, இருமும்போது அல்லது சிரிக்கும்போது ஏற்படும் சிறுநீர் ஒழுக்கு போன்றவை வருவதைத் தடுக்க பின்வரும் உடற் பயிற்சியை மேற்கொள்ள வேண்டும்.

இந்த எளிய உடற்பயிற்சியை நின்ற, உட்கார்ந்த அல்லது படுத்த நிலையில் செய்யலாம். சிறுநீர் வரும்போது அதை அடக்க முயற்சிப்பதைப்போல் இடுப்புத் தளத்தில் உள்ள தசைகளை இழுக்கவேண்டும்.

பிறப்பு உறுப்பு மற்றும் சிறுநீரகத்தைச் சுற்றியுள்ள தசைகள் இறுக்கப்படுவதைப்போல் இருப்பதை உணரலாம். இந்த இறுக்கத்தை ஓரிரு விநாடிகள் அப்படியே வைத்திருந்து

பிறகு தளர்த்துங்கள். அடுத்து, இதே பயிற்சியை மீண்டும் செய்யவேண்டும்.

ஆசனவாயைச் சுற்றியுள்ள தசைகளை இறுக்கமாக்கவும். அவ்வாறே ஆசன உறுப்பைச் சூழ்ந்த தசைகளை ஒரே நேரத்தில் இறுக்கமாக்க வேண்டும். இடுப்புத் தளத்தை இறுக்குவதற்கான பயிற்சியை ஐம்பது அல்லது அதற்கு மேற் பட்ட முறை வீதம் அடுத்தடுத்து ஒருநாளைக்குச் செய்யும் வகையில் முன்னேற வேண்டும். ஒவ்வொரு முறையும் தசை இறுக்கத்தை ஐந்து விநாடிகள் வரை அப்படியே நீடிக்கச் செய்யவேண்டும்.

சிறுநீர்க் கட்டுப்பாட்டை உண்டாக்கவும், இடுப்புத் தளத் தசைகளை நெகிழும் தன்மை கொண்டதாகவும், வலு வாகவும் மாற்ற இந்தப் பயிற்சி பயன்படுகிறது.

பிரசவத்தின்போது மிக முக்கியப் பங்காற்றும் ஆசன வாய்ப் பகுதி தசைகளைத் தளர்த்தவும், விரைப்பாக மாற்றவும், குழந்தைப் பேறு நிகழ்வதை அறிவதற்கும் இந்தப் பயிற்சி அவசியம். தவிர, குழந்தைப் பேற்றுக்குப் பிறகு, பிரசவ காயங்கள் மற்றும் அதனால் ஏற்பட்ட அசவுகரியங்கள் குணமாவதை விரைவுபடுத்துவதோடு, சுகத்தையும் அளித்து, தசைப் பெருக்கம் மீண்டும் ஏற்படவும் உதவுகிறது.

இடுப்புக்கூட்டை முன்னோக்கிச் சாய்த்தல்

இடுப்புக்கு நேராக இருக்குமாறு முழங்கால்களையும், தோள் பட்டைக்கு நேராக முழங்கைகளையும் ஊன்றி நிற்க வேண்டும். கூன்போல் வளையாமல் முதுகு இயல்பு நிலை யில் தட்டையாக இருக்கவேண்டும். தலையும் கழுத்தும் முதுகுக்கு நேராக ஓர் ஒழுங்கமைவில் வைக்கப்பட வேண்டும். முழங்கைகளையும், முழங்கால்களையும் அசை யாமல் வைத்திருக்கவேண்டும்.

வயிற்றுத் தசைகளையும், புட்டத் தசைகளையும் உள்ளே இழுத்து கீழ் முதுகால் அழுத்தவேண்டும். (அதாவது தசை களை உள்ளே இழுத்து முக்கவேண்டும்) இந்த நிலையில் ஒரு சில விநாடிகள் இருந்து இயல்பான நிலைக்குத் திரும்பி உடலைத் தளர்த்த வேண்டும். இதை மெதுவாக ஐந்து முறை செய்யவேண்டும்.

துவக்கத்தில் நீங்கள் இயல்பு நிலையை அடைவதற்கும், முகுது வளையாமல் இருப்பதைக் கவனிக்கவும், அதிகமாக வளைவதைத் தவிர்க்கவும் உங்களுக்கு ஓர் உதவியாளர் தேவைப்படலாம்.

இடுப்புக்கூட்டை முன்னோக்கி அசைக்கும் உடற்பயிற்சி, வயிறு மற்றும் கீழ் முதுகுத் தசைகளை வலுப்படுத்த, முகுது வலியை நீக்க, பிரசவ வலி எடுக்கும் வேளையில் முதுகு வலி வருவதைத் தவிர்க்க, குழந்தையின் தலை வேறு பக்கமாக திரும்பியிருக்கும்போது அதை சரியாகத் திருப்ப உபயோகப் படுகிறது.

கெண்டைத் தசைகளை வருடுதல்

கால்களைக் கொஞ்சம் அகற்றியவாறு நின்று கைகளை பாதுகாப்புக்காக ஒரு நாற்காலியின் மேல் வைத்துக் கொள்ளவும்.

பாதங்கள் தரையை விட்டு விலகாதவாறு வைத்துக் கொண்டு வலது பக்கக் காலை கூடுமான அளவு பின்பக்கமாகச் சாய்க்கவும். பிறகு, வலப்பக்க கெண்டைச் சதை இழுக்கப் படுவதை உணரும் வகையில் லேசாக கீழ் நோக்கி சாய்ந்த வாறு இடப்பக்க முழங்காலை மடக்கவும். இயல்பாக நிற்கும் நிலைக்குத் திரும்பி, சில நிமிடங்கள் வரை ஓய்வாக இருந்துவிட்டு மீண்டும் பயிற்சியை அடுத்த காலை வருடும் வகையில் செய்யுங்கள்.

கெண்டைத் தசைகளை வருடும் பயிற்சி, கால் தசைகளில் ஏற்படும் தசைப்பிடிப்பை சரியாக்கப் பயன்படுகிறது. இதை தினந்தோறும் ஒழுங்காகச் செய்துவந்தால், கன்னப் பகுதி யில் தோன்றும் தசைப்பிடிப்புகளும் நீங்கும்.

மார்பகத் தசைகளை வருடுதல்

இந்த உடற்பயிற்சியை நின்றபடியோ அல்லது உட்கார்ந்த படியோ செய்யலாம். வலக்கையின் முழங்கையை லேசாக வளைத்து தலைக்குமேல் கையை நேராக உயர்த்தியபடி மூச்சை உள் இழுக்கவேண்டும். அப்போது கையை நேராக நிமிர்த்தி மூச்சை வெளிவிடவும். கையை மேலும் நேராக உயர நீட்டவும். மூச்சை மீண்டும் உள் இழுத்தபடி ஆரம்ப

நிலைக்குத் திரும்பவும். பிறகு இடக்கையால் இதே பயிற்சியை செய்யவும். ஒவ்வொரு கையிலும் 5 முறை இந்தப் பயிற்சியை செய்யவேண்டும்.

மார்பகத் தசையின் நெகிழ்வுத் தன்மையை அதிகமாக்குவது, தசையின் அடர்த்தியை அதிகமாக்குவது மற்றும் மூச்சுத் திணறலுக்கு நிவாரணம் பெற உதவுவது போன்றவை இந்த உடற்பயிற்சியின் முக்கியப் பலன்கள் ஆகும்.

தோளைச் சுழற்றுதல்

நின்று அல்லது அமர்ந்த நிலையில் இந்தப் பயிற்சியைச் செய்யலாம். முதுகு, கழுத்து மற்றும் தலை ஆகியவற்றை நேராக வைத்துக்கொள்ளுங்கள். கைகள் பக்கவாட்டில் தளர்வாகத் தொங்கும்படி இருக்கட்டும். இப்போது தோள்களை மட்டும் (கைகளை அல்ல) மேல் நோக்கியும், பின்னோக்கியும், எவ்வளவு தூரம் சிரமம் இல்லாமல் செல்ல இயலுமோ அவ்வளவு தூரத்துக்கு நீள் வட்டப் பாதையில் சுழற்றுங்கள். தோள் பட்டைகள் சுழற்றப்படும்போது, மூச்சை உள் இழுத்து, சுழற்சி முடிந்து தோள் பட்டைகள் இயல்பு நிலைக்குத் திரும்பும்போது மூச்சை வெளி விடுங்கள். பத்துமுறை இந்தப் பயிற்சியை செய்யுங்கள். ஒவ்வொரு முறை சுழற்றும்போதும் சில விநாடிகள் ஓய்வு எடுத்துக் கொள்ளுங்கள்.

இந்த உடற்பயிற்சியை, மேல் முதுகுத் தசைகளைப் பலப் படுத்தவும், மேற்பக்க முதுகுவலிகளைப் போக்கவும், கைகள் மற்றும் விரல்களில் ஏற்படும் மரத்துப்போகும் தன்மைகளை மாற்றவும் பயன்படுத்தலாம்.

அசவுகரியங்களில் இருந்து நிவாரணம்

கர்ப்பத்தின் பொதுவான அசவுகரியங்களில் இருந்து நிவாரணம் பெற, வெவ்வேறுவிதமான உடற்பயிற்சிகளை மருத்துவரின் ஆலோசனைப் படி மேற்கொள்ளலாம்.

சில மகப்பேறு மையங்களில் கர்ப்பிணிகளுக்கும், பிரசவித்த பெண்களுக்கும் சிறப்புப் பயிற்சிகள் அளிக்கப்படுகின்றன. அங்கு செல்ல வாய்ப்பு இல்லாதவர்கள், உடற்பயிற்சிக்காக ஒரு குழுவை ஏற்படுத்திக்கொள்வது உபயோகமாக

இருக்கும். ஏனெனில், உடற்பயிற்சி செய்ய வேண்டும் என்கிற ஓர் உந்துதல் அப்போதுதான் ஏற்படும்.

எளிய சுவாசப் பயிற்சி

ஏற்கெனவே பிள்ளை பெற்ற தாய்மாரிடம் பிள்ளைப் பேறு எப்படி இருக்கும் என்று கேட்டால், அந்தக் கொடுமையை ஏன் கேட்கிறாய் என்று அலுத்துக்கொள்வார்களே தவிர, அதன் உண்மையான நிலவரம் எப்படி இருக்கும் என்பதை அவர்களால் சொல்லத் தெரியாது.

குழந்தை பிறக்கும்போது கருப்பையானது சுருங்கி விரிந்து கொடுக்கும். மலச்சிக்கலின்போது மலம் கழித்த பிறகு ஏற்படும் ஆசனவாய் சுருக்கத்தை நினைத்துப் பாருங்கள். இப்படித்தான் கருப்பையானது குழந்தைப் பேற்றின்போது அடிக்கடி சுருங்க ஆரம்பிக்கும். இதை கான்ட்ராக்ஷன் என்பார்கள். இது வந்தால்தான் குழந்தையானது சிறிது சிறிதாக கருப்பையில் இருந்து விடுபட்டு வெளியேறும். அதாவது கான்ட்ராக்ஷன்தான் குழந்தைப் பேற்றை எளிதாக்குகிறது.

இந்த கான்ட்ராக்ஷன் நிலையில் பெண்ணுக்கு வலி அதிகரிக்கும். களைப்பாக இருக்கும். மூச்சு திணறும். நீடித்த பிரசவ வலி இருக்கும். ஆக்ஸிஜன் பற்றாக்குறை, உடலுக்கு வலியைத் தாங்கும் திறன் குறைந்துவிடுதல், பயம் மற்றும் மன இறுக்கம் ஆகியவற்றைத் தொடர்ந்து சுரக்கிற அட்ரினலின் ஹார்மோன், ஆக்ஸிடோசின் என்ற விளைவைத் தடுப்பதால் இவ்வாறு ஏற்படுகிறது.

ஆக்ஸிடோசின் என்பது கருப்பை சுருங்குவதற்குக் காரணமான ஓர் இயற்கையான ஹார்மோன். ஆக்ஸிடோசினுடன் அட்ரினலின் குறுக்கீடு செய்வதால் கருப்பை சுருங்குவது என்பது குறைந்து பிரசவ வலி எடுக்கும் முறை நீடித்துக் கொண்டே போகிறது. இதை கர்ப்பிணியால் கட்டுப் படுத்தவும், தளர்த்தவும் முடியும் என்றால், குழந்தைப்பேறு என்பது மென்மையாகவும், சுலபமாகவும் அமையும்.

இந்தச் செயல்முறையை எளிதாக்குவதற்கு மருத்துவமனை களில் வகுப்புகள் எடுக்கிறார்கள். இதற்கு கான்சியஸ் ரிலாக்சேஷன் பயிற்சி என்று பெயர். ஃபிசியோதெரபி

நிபுணரை அணுகி அவரிடம் இதை எளிமையாகக் கற்றுக் கொள்ளலாம்.

திடமான மன உறுதி மற்றும் தொடர்ந்த பயிற்சி, சுறுசுறுப் பான மனநிலை, ஒருமுகப்படுத்தும் திறன் ஆகியவை இதற்கு முக்கியமானது. இவை இருந்தால், இந்தப் பயிற்சியை எளிமையாகக் கற்றுக்கொள்ளலாம்.

இந்தப் பயிற்சியின்போது கருப்பை இயக்கத்துக்கு எந்தெந்த தசைகள் செயல்படுகின்றன, எந்த தசையை எவ்வாறு இயக்குவது, எதை எவ்வாறு கட்டுப்படுத்துவது என்பதைப் பற்றி துல்லியமாக அறிந்துகொள்ளலாம். தசைகளைப் பற்றிய அறிவும் கர்ப்பிணிக்கு வந்துவிடும்.

இறுக்கமான தசையைத் தளர்த்தவும், தளர்த்தியான தசையைக் கட்டுப்படுத்தவும் தேவையான அறிவை பயிற்சி யின் மூலம் அடைந்துகொள்ளவேண்டும். ஒவ்வொரு தசை இறுக்கத்தின்போதும், தன்னிச்சையாக உடல் முழுவதையும் தளர்த்தும் திறனைக் கர்ப்பிணி பெறவேண்டும். இதற்குக் கடினமான பயிற்சி தேவை.

கர்ப்பத்தின் கடைசி வாரங்களில் இந்தப் பயிற்சியை தொடர்ந்து செய்தால்தான் பிரசவ நேரத்தின்போது உடலை முற்றிலுமாகத் தளர்த்த இயலும். கருப்பைத் தசை எந்த வித இடையூறும் இல்லாமல் அதிகத் திறனுடனும், குறைந்த வலியுடனும் செயல்பட இந்த பயிற்சி உதவி செய்யும்.

பயிற்சி முறைகள்

பிரசவ நேரத்தின்போது சுவாசித்தல்

குழந்தைப் பேறு எளிமையாக அமைவதற்கு மூச்சுப் பயிற்சி முக்கியம்.

கர்ப்பக் காலத்தின் துவக்கத்தில், கருப்பையானது அழுத்து வதால் சரியாக மூச்சுவிட முடியாது என்பதை அறிந்திருப் பீர்கள். இதைச் சரியாக்க, துவக்கத்தில் இருந்தே சீரான மூச்சுப் பயிற்சியை மேற்கொள்ள வேண்டும்.

குழந்தைப் பேற்றின்போது, ஹதம் பிடித்து (மூச்சை ஆழமாக இழுத்து) அதிகமாக முக்கி வெளியேற்றச் சொல்வார்கள்.

சுவாசப் பயிற்சி இல்லாமல் இப்படி முக்கி குழந்தையை வெளியேற்ற முற்படுவது கடினமான செயலாக இருக்கும். இதைத் தவிர்க்க, சரியான வழியில் சுவாசப் பயிற்சியை மேற்கொண்டிருந்தால், குழந்தைப் பேற்றின்போது மிக சுலபமாகக் குழந்தையானது வெளித் தள்ளப்படும்.

முழுமையான சுவாசத்தை மேற்கொள்ளுங்கள்

சுவாசிக்கும்போது மார்பகச் சுவர் விரிவடைந்து, உதர விதானம் அதிகமாகக் கீழ் இறங்குவதுதான் முழுமையான சுவாசம். அவ்வப்போது தளர்வு நிலையில் இருக்கும்போது ஆக்ஸிஜனை நிரப்பிக்கொள்வதற்காக இவ்வாறு செய்யவேண்டும்.

சுவாசிப்பது எப்படி?

1. ஒரே சமயத்தில் ஆழ்ந்து எவ்வளவு முடியுமோ அவ்வளவு சுவாசிக்கவேண்டும்.

2. உடல் முழுவதும் ஒரேயடியாக துவள்வதுபோல் சீறுவது போன்ற சத்தத்துடன் வேகமாகவோ அல்லது மிக மெதுவாகவோ காற்றை வெளிவிட வேண்டும்.

3. சுவாசத்தைத் தொடர்ச்சியாக, சுலபமாக, லயத்தோடு தொடரவேண்டும்.

4. உடலை முழுவதுமாகத் தளர்த்திக்கொண்டால் உடல் அதிக கனமாகத் தெரிவதோடு, எந்த வேலையும் உடனே செய்வதற்குச் சிரமமாக இருக்கும். இத்தகைய நிலையில் ஒரு முழங்கையை மடக்கி கொஞ்சம் கொஞ்சமாக முக நாடிக்கு அருகில் கொண்டு வந்து, மெதுவாக கையை இயல்பு நிலைக்குக் கொண்டு செல்லுங்கள். இவ்வாறு செய்யும்போது, கை ஒரு கட்டுப்பாட்டுக்குள் இருப்பதை உணரமுடியும். இப்படித்தான் மூச்சையும் கட்டுப்பாட்டுக்குள் வைத்துக்கொள்ள வேண்டும்.

முதல் நிலையின்போது ஆழ்ந்து சுவாசியுங்கள்

1. பிரசவம் நடப்பதற்குக் கடைசி 30 அல்லது 45 விநாடிகளுக்கு முன் சுவாசக் குழலில் தசைச்சுருக்கம்

(கான்ட்ராக்ஷன்) வந்ததாக நினைத்துக்கொள்ளுங்கள்.

2. ஒவ்வொரு சுருக்கத்தின்போதும் ஆழ்ந்து சுவாசித்து வேகமாகவோ, மெதுவாகவோ வெளிவிடுங்கள்.

3. ஆழ்ந்து, மெதுவாக, லயத்துடன் மீதம் உள்ள கான்ட்ராக்ஷன் முழுவதும் சுவாசியுங்கள்.

4. கான்ட்ராக்ஷன் முடிந்தபோது, இன்னொரு முறை மூச்சை வேகமாக இழுத்து மெதுவாக வெளிவிடுங்கள்.

5. ஒரு தசைச் சுருக்கத்துக்கும், இன்னொரு தசைச் சுருக்கத்துக்கும் இடையில் இடைவெளி இருக்கும். இடைவெளியின்போது வேகமாக சுவாசிக்கத் தேவையில்லை. இயல்பாகச் சுவாசியுங்கள்.

6. பிரசவ நேரத்தின்போது, இதே முறையிலான சுவாச முறையை கான்ட்ராக்ஷன்களோடு கூடுமானவரை தொடர்ந்து பயன்படுத்துவது பயனுள்ளதாக இருக்கும்.

கான்ட்ராக்ஷன் அதிகமாகும்போது

பிரசவ நேரம் நெருங்கும்போதும், சுருக்கம் அதிக பலமாகும் போதும் (கான்ட்ராக்ஷன்), உதரவிதானத்தை இயல்பான நிலையில் வைத்திருக்கவே விரும்புவீர்கள். கருப்பைக்கு வேண்டிய ஆக்ஸிஜன் தேவை இன்னும் தொடர்ந்து அதிகரிப்பதால், தசைச்சுருக்கம் ஆரம்பமாகும் போதும், முடியும் போதும் ஆழ்ந்து சுவாசிக்கவேண்டும். அப்போதுதான் சுவாசம் சுலபமாக இருக்கும்.

இதைப் பயிற்சி செய்வதற்கு பின்வருவனவற்றை கடைப்பிடிக்க வேண்டும்.

1. ஒரு நிமிடநேரம் நீடிக்கும் அளவு திடமான தசை சுருக்கம் ஏற்பட்டிருப்பதாக நினைத்துக்கொள்ளுங்கள்.

2. சுருக்கம் ஆரம்பிக்கும்போது ஆழ்ந்து சுவாசியுங்கள். பிறகு வேகமாக இழுத்து மெதுவாக, உடல் முற்றிலும் தளரும் அளவுக்கு மூச்சை வெளியே விடுங்கள்.

3. அடுத்த ஒவ்வொரு நான்கு அல்லது ஐந்து சுவாசத்தின் போதும் முந்தைய அளவைவிட மெதுவாக சுவாசிக்கவும். மிகக் குறைவாக சுவாசித்துக்கொண்டிருப்பதை உணர்வீர்கள்.

4. மிகக்குறைவான சுவாசம் மிகவும் அமைதியானது. சிரமம் இல்லாதது. எந்த அளவுவரை சுவாசிக்க இதமாக இருக்குமோ அந்த அளவைத் தெரிந்து பதினைந்து முதல் நாற்பத்தைந்து நிமிடம் வரை தொடர்ந்து இப்பயிற்சியை மேற்கொள்ளுங்கள். தலைச்சுற்றல் அல்லது தலை லேசாக இருப்பது போன்ற உணர்வு, சுவாசம் மிகவும் அதிகமாக இருத்தல், போதுமான காற்றை பெற இயலாத நிலை அல்லது சுவாச லயத்தைப் பராமரிப்பதில் சிரமம் போன்றவை இருந்தால், விரைவாக, ஆழ்ந்து சுவாசிக்க முயற்சி செய்யுங்கள். பிறகு மெதுவாக சுவாசிக்கத் தொடங்குங்கள்.

5. தசைச்சுருக்கம் குறைய ஆரம்பித்தவுடன், அடுத்து வரும் நான்கு ஐந்து சுவாச இழுப்புகளில் ஒவ்வொரு முறையும் முன்பு மூச்சை இழுத்து சுவாசித்ததைவிட சற்று ஆழ்ந்து சுவாசியுங்கள்.

6. ஒருமுறை முழுமையாக சுவாசித்து முடித்த பிறகுதான் அந்த செயல்முறையை நிறுத்தவேண்டும்.

குழந்தையை வெளியேற்றுவதற்காக முக்குதல்

பிரசவத்தின் இரண்டாவது நிலையில், குழந்தைப் பேற்றுக்கு முக்குவது உபயோகமாக இருப்பதை உணர்வீர்கள். தசைச் சுருக்கமானது இந்த நேரத்தில் 60 முதல் 65 விநாடிகள் நீடிக்கும். தொடர்ந்து பலமாக முக்கவேண்டும் என்ற உந்துதல் பொதுவாக ஏற்படும்.

1. தலையும் தோள்பட்டைகளும் உயர்ந்திருக்குமாறு மல்லாந்து படுத்துக்கொள்ள வேண்டும். இந்தப் பயிற்சியை வீட்டில் மேற்கொள்வதற்குத் தலையணையைப் பயன்படுத்தலாம். (பிரசவ அறையில் படுக்கையின் தலைப்பகுதி உயரமாக தூக்கப்பட வேண்டும்).

2. முழங்கால்களை வளைந்து கால்களை அகற்றுங்கள்.

3. வேகமாக ஆழ்ந்து மூச்சை உள்ளே இழுங்கள்.

4. எவ்வளவு வேகமாக முடியுமோ அந்த அளவுக்கு மூச்சை வேகமாக இழுத்து வெளிவிடாமல் அடக்கி வையுங்கள். உண்மையான நேரம் வரும்போது இவ்வாறு மூச்சை அடக்குவது உதரவிதானத்தை நிலைப்படுத்தவும், வயிற்றுச் சுவர் கீழ்நோக்கி கருப்பை மற்றும் குழந்தையின் மீது பலமான அழுத் தத்தைக் கொடுக்கவும் உதவிசெய்து, குழந்தைப் பேற்றுக்குத் துணைபுரியும்.

5. குத்துக்காலிடும் நிலையில் கால்களை உங்கள் வயிற்றை நோக்கி இழுத்து, தொடைகள், கணுக் கால்கள் அல்லது பாதங்களைக் கைகளால் பிடித்துக் கொள்ளுங்கள். பிரசவ மேசை பயன்படுத்தப் பட்டால், பாதங்களும் கால்களும் வளையம் போன்ற (ஸ்ட்ராப்) அங்க வடியில் பொருத்தப்படுவதால் அவற்றைப் பிடித்துக்கொள்ள வேண்டிய அவசியம் இருக்காது. அவற்றில் இழுப்பதற்கு கைப்பிடிகளும் இழுக்கும். தலையை உயர்த்துங்கள்.

6. பயிற்சியின்போது, நிஜமாகவே முக்காதீர்கள். பிரசவ நேரத்தில் உங்களால் அவ்வாறு செய்ய இயலும்.

7. தேவையான அளவுக்கு மூச்சைப் பிடிக்க இயல வில்லை என்றால், அவ்வப்போது மூச்சை விரைவாக இழுத்துவிட்டுக்கொள்ளுங்கள். ஒவ்வொரு 60 முதல் 65 விநாடிகள் அடங்கிய சுவாச முறையில் இரண்டு அல்லது மூன்று முறைகளுக்கு மேல் மூச்சை இழுத்து விட முயற்சிக்காதீர்கள்.

அ. முக்கும் நிலையை தொடர்ந்து மேற்கொள்ளுங்கள்.

ஆ. தலையைப் பின்புறமாக அசைத்து மூச்சை வெளி விடுங்கள்.

இ. விரைந்து, ஆழமாக மூச்சை உள் இழுங்கள்.

ஈ. உங்கள் தலையை மீண்டும் முன்னோக்கிச் சாய்த்து சுவாசத்தை நிறுத்திவையுங்கள்.

8. தசைச்சுருக்கம் முடிந்த பிறகு, முற்றிலுமாக உடலைத் தளர்த்துங்கள். ஆழ்ந்து சுவாசித்து பெருமூச்சு விடுங்கள்.

மருத்துவர் சொல்லும் நேரத்தில் முக்குவதை நிறுத்துதல்

சுருக்கத்தின் மத்தியிலேயே முக்குவதை நிறுத்துமாறு உங்கள் மருத்துவர் கூறலாம். அப்போது, வேகமாக சுவாசிக்கத் தொடங்குங்கள். இது உங்கள் உதரவிதானம் மேலும் கீழும் அசைவதற்கு உதவுவதோடு, உடல் ரீதியாக முக்குவதில் இருந்தும் உங்களைத் தடுக்கும். இதே நோக்கம் வெற்றி கரமாக நடைபெறுவதற்காக நீங்கள் வாயாலும் வேகமாக ஊதலாம்.

இது ஒரு முக்கியமான பயிற்சி என்பதைவிட குழந்தைப் பிறப்புக்கான ஒத்துழைப்பு என்று சொல்லலாம். நேரம் கிடைக்கும்போதெல்லாம் இந்தப் பயிற்சியைச் செய்து கொண்டிருந்தால், உங்கள் குழந்தையை இந்த பூமிக்கு நல்லமுறையில் வரவேற்கலாம்.

9

பிரசவம்

பிரசவம் என்பது முழுமையாக வளர்ச்சி அடைந்த குழந்தையானது கருப்பையை விட்டு யோனிக்குழாய் வழியாக 'புதிய' உலகத்துக்குள் வெளித்தள்ளப்படும் செயல் முறை. இந்தச் செயல்முறை, ஒவ்வொரு இருபது முதல் முப்பது நிமிடத்துக்கு ஒருமுறை நிகழ்கிற கருப்பை விரிந்து சுருங்கும் நிகழ்வுடன் (கான்ட்ராக்ஷன்) துவங்குகிறது. கர்ப்பக் காலம் முழுவதும் இந்த கான்ட்ராக்ஷன் இருக்கும். அதாவது, கர்ப்பத்தின் துவக்கம் முதலே கருப்பைத் தசைகள் குழந்தையைப் பிரசவிப்பதற்கு ஏற்ப தங்களைப் பழக்கப்படுத்திக் கொள்ளும்.

கர்ப்பத்தின் கடைசிக் காலத்தில் இந்த தசைச் சுருக்கங்கள் அதிகமாக இருக்கும். அதாவது, அடிவயிறு திடீரென இறுக்கமாவதைப் போன்று பிடித்துக்கொள்ளும். பிறகு திடீரெனத் தளரும். அவ்வப்போது வலி இல்லாமல் வந்துபோகும் இந்த நிலைக்கு ப்ராக்ஸ்டன் ஹிக்ஸ் கான்ட்ராக்ஷன் என்று பெயர்.

ஆனால், உண்மையான பிரசவத்தின்போது இந்த கான்ட்ராக்ஷன் அதிக வலியுள்ளதாக இருக்கும். அடிக்கடி தீவிரமாக வரும். இதைக் கொண்டு பிரசவம் நடக்கப்போகிறது என்பதை அறிந்துகொள்ளலாம்.

அடையாளங்கள்

கர்ப்பிணிகளில் பலருக்கு எப்போது பிரசவம் நடக்கப் போகிறது என்பது தெரியாது. காரணம், பிரசவம் நடக்க சில வாரங்கள் இருக்கும்போது வலியானது தோன்றிவிடும். அதாவது, குழந்தை பிறப்பதற்குத் தயாராகிவிடும்.

சரி, அதை எப்படித் தெரிந்துகொள்வது?

இதற்கு முன்பு இருந்ததைப்போல் இல்லாமல் வித்தியாசமான முதுகுவலி, இதற்கு முன் எப்போதும் இல்லாத மாதிரி வயிற்றுவலி, திடீரென ரத்தப்போக்கு, தடையற்ற சிறுநீர் ஒழுக்கு (இது பனிக்குடம் உடைந்துவிடுவதால் ஏற்படும் ஒழுக்காகும். பெண்கள் இதை தவறுதலாக சிறுநீர் ஒழுக்கு என நினைத்திருப்பார்கள்) போன்ற அறிகுறிகள் இருந்தால் உங்களுக்குப் பிரசவ காலம் வந்துவிட்டது என்பதைத் தெரிந்துகொள்ளலாம்.

வலிகள்

வழக்கமான தசை இறுக்கம் குறைவான அல்லது அதிக வலியுடன் தோன்றுவது முக்கிய அறிகுறியாகும். இதனால், கடுமையாக முதுகு வலிப்பது போன்றோ, மாதவிலக்காகும் போது பிசைவதைப் போன்று கடுமையாக வயிறு வலிப்பதைப் போன்றோ இருக்கும். வயிற்றுப்போக்கு ஏற்படும் போது உண்டாகும் வயிற்று வலியைப்போல் விட்டுவிட்டு எப்போதாவது ஓரிரு முறை வயிறு வலிக்கும். இது பிறகு அதிகரித்து அடிக்கடி வயிறு வலிக்க ஆரம்பிக்கும்.

தொடர்ச்சியாக வலி பத்துப் பதினைந்து நிமிடங்களுக்கு நீடித்தால், கண்டிப்பாக கர்ப்பிணியால் தாங்கிக்கொள்ள முடியாது. இந்த நேரத்தில் கண்டிப்பாக மருத்துவமனையில் கர்ப்பிணி இருந்தாக வேண்டும். எனவே, பிரசவ வலி ஆரம்பிக்கும்போதே தாமதம் செய்யாமல் மருத்துவ மனைக்குச் சென்றுவிடுவது நல்லது.

கோழை அல்லது கசிவு

பிரசவம் நடக்கப்போகிறது என்றால், பேற்று வலிக்கு முன்பு அல்லது வலி தொடங்கிய பின்பு பிறப்பு உறுப்பு வழியாக இளஞ்சிவப்பு நிறத்தில் பசைபோன்று வழவழப்பான சளிப்பொருள் வெளியேறும். இதற்கு கோழைக்கசிவு என்று பெயர். இந்தக் கசிவின்போது அதிக ரத்த இழப்பு இருக்காது. ஒருவேளை ரத்த இழப்பு அதிகமாக இருந்தால் உடனடியாக மருத்துவரிடம் தெரிவித்து தீவிர சிகிச்சை பெற்றுக்கொள்ள வேண்டும்.

பனிக்குடம் உடைதல்

வலி தொடங்கியதும் அல்லது அதற்கு முன்பேகூட பனிக்குடம் உடைந்துவிடும். பேற்று வலிக்கு முன்பு பனிக்குடம் உடைந்து நீர் பெருக்கெடுத்தால் கட்டுப்படுத்தவே முடியாது. உடனடியாக மருத்துவமனையில் சேர்ந்துவிட வேண்டும். தாமதித்தால் குழந்தையின் உயிருக்கு ஆபத்து ஏற்படும்.

பனிக்குடம் உடைந்திருந்தால் கையில் சானிடரி நாப்கின் ஒன்றை வைத்துக்கொள்ளுங்கள். உடைப்பைத் தடுக்க ஓரளவு உதவியாக இருக்கும். அதேபோல், பிளாஸ்டிக் தரைவிரிப்பு ஒன்றைத் தயாராக வைத்துக்கொள்ளுங்கள். பனிக்குடம் உடைந்து நீர் கசியும்போது படுக்கை முழுவதும் நனைந்துவிடாமல் தடுக்க இது உதவும்.

மருத்துவமனையில்

கர்ப்பிணிப் பெண், பிரசவத்துக்காக மருத்துவமனையில் சேர்ந்ததும் நாடித்துடிப்பு, உடல் வெப்பம் மற்றும் ரத்த அழுத்தம் ஆகியவை பரிசோதிக்கப்படுவதோடு, சிறுநீரும் பரிசோதிக்கப்படும்.

குழந்தை வயிற்றில் எந்த நிலையில் அமைந்துள்ளது என்பதை மருத்துவர் தொட்டுத் தெரிந்துகொண்டு இயல்பான பிரசவம் நடக்குமா, அறுவைப் பேறு தேவைப்படுமா என்பதைக் கூறிவிடுவார். குழந்தையின் இதயத்துடிப்பை பரிசோதித்து, கர்ப்பிணியின் கருப்பைக் கழுத்து திறந்துள்ள அளவை அறிவதற்காக உள்புறம் கைவைத்து பரிசோதிப் பார்.

தசை இறுக்கம் ஏற்படுவதைக் கூறினால், பிரசவிக்க உடலானது போராடுகிறது என்பதை உணர்ந்துகொண்டு அது விடுபடும்வரை காத்திருப்பார். அப்படி இல்லாதபட்சத்தில் தனது முடிவை மருத்துவர் எடுப்பார்.

பிரசவிக்கும் நேரத்துக்கு முன்பாக, ஆசனவாய்க்குள் எனிமா கொடுத்து வயிற்றை சுத்தப்படுத்துதல், பிறப்பு உறுப்புப் பகுதியில் உள்ள ரோமங்கள் மழிக்கப்படுதல் போன்றவை மேற்கொள்ளப்பட்டு எதற்கும் தயார் நிலையில் கர்ப்பிணி வைக்கப்படுவார்.

சில மருத்துவமனைகளில், பிரசவ வலியைத் தணித்திட வெந்நீரில் கர்ப்பிணியைக் குளிக்க வைக்கிறார்கள். வலி அதிகரித்து குழந்தை விரைந்து பிறக்கும் என்றால் பிரசவ அறைக்கும், தாமதமாகும் என்றால் முன்பேற்று அறைக்கும் கர்ப்பிணி அனுப்பிவைக்கப் படுவார்.

வலி நிவாரணி

ஒவ்வொரு முறை வலி வரும்போது அந்த வலியைப் பயன்படுத்தி எவ்வாறு குழந்தையை முக்கி வெளியேற்ற வேண்டும் என்பதை கர்ப்பிணி தெரிந்துகொண்டால் பிள்ளைப்பேறு சுலபமாக முடிந்துவிடும். இதற்காகத்தான், சுவாசப்பயிற்சி செய்யும் முறையில் இருந்து தசைகளைக் கட்டுப்படுத்தும் பயிற்சிகள் வரை செய்யவேண்டும் என்று மருத்துவர்கள் வற்புறுத்துகிறார்கள்.

மருத்துவமனையின் முன்பேற்று அறையில் பேசாமல் உட்கார்ந்திருக்கக் கூடாது. சுற்றிச் சுற்றி நடந்துவருவது, முன்னோக்கியும், பின்னோக்கியும் நடந்துவருவது, முழந் தாளிட்டு உட்காருவது, மசாஜ் செய்துகொள்வது ஆகிய வற்றைச் செய்யவேண்டும்.

கர்ப்பிணிக்கு வேண்டியவர் யாரேனும் உடன் இருந்தால் பரவாயில்லை என நினைக்கும்பட்சத்தில், அவ்வாறு ஒருவரை அனுமதிப்பதன் மூலம் பிரசவ வலியை ஓரளவு தாங்கிக்கொள்ள இயலும்.

வலியைக் குறைக்க ஊசி மருந்துகள் தற்போது நடை முறையில் உள்ளன. இவற்றின் விளைவுகள் நான்கு மணி

நேரம்வரைகூட நீடிப்பது உண்டு. வலி நிவாரணிகள், பிறக்கும் குழந்தைக்கு மந்த நிலையை உண்டாக்கும். தவிர, முக்கி குழந்தையை வெளியேற்றத் தேவையான கான்ட்ராக்‌ஷன் இல்லாமல் செய்வதால் கர்ப்பிணிக்குத் தொல்லை ஏற்படும். ஆகவே, அவசியம் இல்லாமல் வலி நிவாரணிகளைப் பயன்படுத்த முன்வரக் கூடாது.

கண்டிப்பாக வலி நிவாரணி தேவைப்படுகிறது என்பதை மருத்துவர் உணர்ந்தால் அதற்கான சிறப்பு வழிகளை மேற்கொள்வார். உதாரணத்துக்கு, எபிடூரல் பிளாக் எனப்படும் புறமுதுகுத் தண்டுவழி அடைப்பு உணர்வகற்று முறையில் பிறப்பு உறுப்புக் குழாயில் இருந்து மூளைக்கு வலி உணர்வைக் கடத்தும் நரம்புகளை மரத்துப்போகச் செய்யும் ஊசியைப் போடுவார்.

மயக்க மருந்து நிபுணர் மூலம் இந்த வலியை அகற்றிட கர்ப்பிணி சுருண்டு படுத்துக்கொள்ள வேண்டும். இந்த முறையில் கால்கள் மரத்துப்போதல், சுயமாக நிற்க முடியாத நிலை, சிறுநீர் கழிக்கக்கூட செல்லத் தோன்றாத நிலை ஆகியவை ஏற்படும். எந்த நேரத்தில் முக்கி குழந்தையை வெளியேற்ற முயற்சிக்க வேண்டும் என்பதை மருத்துவர் தான் சொல்லவேண்டிய நிலை ஏற்படும்.

அதாவது, குழந்தையை வெளியேற்ற நீண்ட நேரம் பிடிக்கும். இந்த உணர்வகற்று சிகிச்சையினால் ரத்த அழுத்தக் குறைவு மற்றும் நோய்த்தொற்று ஏற்படவும் வாய்ப்பு இருக்கிறது என்பதால், தரமான மருத்துவரிடம் மட்டுமே இந்தச் சிகிச்சையை மேற்கொள்ள வேண்டும்.

எளிதாகப் பிரசவம் நடக்க

பனிநீரில் தலை, முதுகு, கைகால்கள் அனைத்தையும் வளைத்து மடக்கி சுருண்ட நிலையில்தான் குழந்தை மிதக்கும். இவ்வாறு மிதக்கும்போது நெடுக்காகவோ, குறுக்காகவோ அல்லது பக்கவாட்டில் சாய்ந்தவாறோ இருப்பதுண்டு. எளிதாகப் பிரசவம் நிகழ்வதற்கு கருக் குழந்தை கிடக்கும் நிலை, அதன் எடை, கூபகத்தின் அமைப்பு, பேற்று வலியின் தன்மை ஆகியவையே காரணங்களாக அமைகின்றன.

கருக் குழந்தை கிடக்கும் நிலை

கருக் குழந்தையின் முதுகுத்தண்டுக்கும் தாயின் முதுகுத் தண்டுக்கும் உள்ள தொடர்பு நிலைதான் கிடப்பு நிலை எனப்படுகிறது.

கருக் குழந்தை, கருப்பையில் நெடுக்காக அதன் முதுகுத் தண்டு தாயின் முதுகுத் தண்டோடு இணைக் கோட்டில் இருக்குமாறு கிடந்தால் அந்த நிலை நீட்டுக்கிடப்பு நிலை எனப்படும். இந்த நிலையில் குழந்தையின் தலை கீழாகவும், புட்டமும் பாதங்களும் மேல் நோக்கியும் இருக்கும். பிரசவம் எளிதாக நிகழும். கருக் குழந்தை, கருப்பையில் குறுக்கு வாட்டில் கிடக்குமானால் குறுக்குக் கிடப்பு எனவும் சாய்ந்து கிடக்குமானால் சாய்ந்த கிடப்பு எனவும் அழைக்கப்படும்.

முதல் 34 வார கர்ப்பக் காலம் வரை கருக் குழந்தை பனி நீரில் தன்னிச்சைப்படி மிதந்துகொண்டிருக்கிறது. அதன்பிறகு, கருக் குழந்தை வளர்ச்சி அதிகரிக்க அதிகரிக்க அக்கருக் குழந்தை மிதக்கும் அளவுக்குப் பனிநீர் இருப்பதில்லை. மேலும், தலை சற்று கனமுடையதாகிவிடுவதால் கனம் மிகுந்த தலை, கருப்பைக்குள் கீழ்ப்பாகத்திலும் கனம் குறைந்த புட்டப்பகுதி கருப்பைக்குள் மேல் பாகத்திலுமாக நிலைகொள்கிறது. குழந்தை, கருப்பையில் இருக்கும்போது முதுகு குவிந்து தலை, மார்பு பக்கமாகக் குனிந்து, தொடை வயிற்றுப் பக்கமாக மடிந்து, பாதங்கள் புட்டத்தைத் தொடு மாறு முழங்கால்களும் தொடையும்கூட மடிந்து இருக்கும்.

புஜங்களும் முன்னங்கைகளும் மடிக்கப்பட்டு மார்பின் மீது படிந்திருக்கும். இவ்வாறு, குறைந்த இடத்தில் குழந்தை தன்னை முழுமையாக வளைத்துக்கொண்டு கருப்பையில் முற்றிலும் மடக்கிய நிலையில்தான் அநேகமாகக் காணப் படும்.

கருக் குழந்தை முற்றிலும் மடங்கி இருக்கும்போது தொடைப்பாகமும், பாதமும், புட்டமும் சேர்ந்த பாகம் தலையைவிடவும் பெரிதாகக் காணப்படும். கருப்பையின் அகன்ற மேல் பாகத்தில் பருத்த புட்டமும், தொடையும், பாதங்களும் இருக்க, குறுகிய கீழ்ப்பகுதியில் கருக் குழந்தை யின் சிறிய தலையும் இருக்கிறது.

இதனாலேயே, 96 சதவீத கர்ப்பிணிகளின் வயிற்றில் குழந்தை நீட்டுக் கிடப்பிலேயே கிடப்பதைக் காணலாம்.

கருப்பை வாயிலில் தலையின் எந்த பாகம் முதலில் வெளிப்படுகிறதோ அதை குழந்தையின் உதய பாகம் என்பார்கள். நீட்டுக் கிடப்பில் புட்டத்தை மேலாகவும் தலையைக் கீழாகவும் வைத்துக்கொண்டு உள்ள கருக் குழந்தை, பிறக்கும்போது தலையையே முதலில் தோற்று விப்பதால் இந்த நிலையில் உள்ள குழந்தைகள் மண்டை உதயத்தில் உள்ள கருக் குழந்தைகள் எனப்படுகின்றன.

நீட்டுக் கிடப்பில் கருக் குழந்தை கிடந்தாலும்கூட, புட்டம் முதலில் தோன்றும் வகையில் கருப்பையின் கீழே புட்டமும், பாதமும் கருப்பையின் மேலே தலையும் இருந்தால் பாத உதயத்தில் உள்ள கருக் குழந்தை என்பர். நீட்டுக் கிடப்பில் மண்டை உதயத்துடன் கருப்பையில் இருக்கும் குழந்தையே எளிய பேற்றுக்கு ஒரு காரணமாக அமைகிறது. மண்டை உதயத்தின்போது அதனுடைய தலை எந்த நிலையிலும் இருக்கலாம். தலையின் எந்தப் பாகம் கூபகக் குவையை நோக்கி முன்வந்து கருப்பையின் கழுத்துப் பாகத்தைத் தொட்டு இறங்கி வருகிறதோ அந்தப் பாகத்தை உதயம் என்பர்.

அதன்படி, மண்டை உதயத்தில் உச்சி உதயம் அல்லது முக உதயம் அல்லது நெற்றி உதயம் ஏற்படலாம். எளிய பேற்றுக்கு உச்சி உதயமே சிறந்தது. உச்சி உதயத்தின்போதும் கருக் குழந்தையின் உச்சி பல நிலைகளில் காணப்படலாம். கருக் குழந்தை குனிந்து மடங்கிய நிலையிலேயே இருப்பதால் அதன் பின் மண்டையை மருத்துவர் தொட்டு அறிவது எளிது.

அதை இலக்காகக்கொண்டு அது தாயின் வலப்புறம் உள்ளதா, இடப்புறம் உள்ளதா, தாயின் கூபக விளிம்பில் முன்னோக்கி உள்ளதா, பின்னோக்கி உள்ளதா என்பதைக் கொண்டு நான்கு வகைகளாகப் பிரிக்கலாம்.

பின்மண்டை, தாயின் கூபக விளிம்பில் இடது முன் பாகத்தில் இருக்குமானால், பின் மண்டை இடது முன்னிலை உதயம் என அழைக்கப்படும். பின் மண்டை, தாயின் கூபக விளிம்பில்

இடது பின் புறமாக இருக்குமானால் பின் மண்டை இடது பின்னிலை உதயம் என்றும்; பின் மண்டை, தாயின் கூபக விளிம்பில் வலது முன்புறமாக இருக்குமானால் பின் மண்டை வலது முன்னிலை உதயம் எனவும்; பின் மண்டை, தாயின் கூபக விளிம்பில் வலது பின்புறமாக இருந்தால் பின் மண்டை வலது பின்னிலை உதயம் எனவும் அழைக்கப் படும்.

உச்சி உதயம் இவ்வாறு வெவ்வேறு இடங்களில் இருக்கும் போதும்கூட பேறு எளிதா அல்லது கடினமா என்பதை நிர்ணயிக்க முடியும். அதைப்பற்றி தெரிந்துகொள்ள குழந்தை யின் மண்டையோடு பற்றிய அடிப்படை அறிவு ஒருவருக்குத் தேவை.

தலையானது மண்டை ஓடு, முகம், அடி மண்டை என்ற மூன்று பாகங்களைக் கொண்டது. இவற்றுள் அடி மண்டை எலும்புகளும், முக எலும்புகளும் குழந்தை பிறக்கும்போதே உறுதியாகவும் அசைவற்றும் உள்ளன. கபால ஓடு, எலும்புகள் அசைவுக்கு இடம் தருவதால் பேற்றின்போது பெரிதும் உதவுகிறது.

நெற்றி ஓடு, இரண்டு பக்க ஓடுகள், பின் மண்டையோடு சென்னி ஓடுகள் ஆகியவை இணைவதே கபால ஓடாகும். இரண்டு பக்க ஓட்டு எலும்புகளும் ஒன்றையொன்று மத்தியில் சந்தித்துக்கொள்கின்றன. பின் பக்கத்தில் பின் மண்டை ஓட்டு எலும்பும், முன் பக்கத்தில் நெற்றி ஓட்டு எலும்பும் இவ்விரண்டு பக்கவோட்டு எலும்புகளைச் சந்திக் கின்றன. அடி மண்டை எலும்புகள் உறுதியாகப் பொருந்தி இருக்கின்றன. ஆனால், மண்டை ஓட்டு எலும்புகள் அவ்வாறு உறுதியாகப் பொருந்தாமல் சவ்வுகளால் சேர்க்கப்பட்டுள்ளன.

இரண்டு பக்க ஓட்டு எலும்புகளும் பொருந்துகிற இடத்தை வகிட்டுப் பொருத்து எனவும், இருபாதி நெற்றி ஓடுகளும் பொருந்தும் இடத்தை நெற்றிப் பொருத்து எனவும், நெற்றியோடும், பக்கவோடும் பொருந்தும் இடத்தை உச்சிப் பொருத்து எனவும் கூறுவர்.

இந்தப் பொருத்துகள் சந்திக்கும் இடத்தில் உச்சிக்குழிகள் உள்ளன. பக்க ஓடுகளும் நெற்றி ஓட்டுக்கும் இடையே வகிட்டுப் பொருத்து, உச்சிப் பொருத்து, நெற்றிப் பொருத்து

ஆகியவை ஒன்றுகூடும் இடத்தில் முன் உச்சிக்குழி உள்ளது. முன் உச்சிக் குழியைத் தடவிப் பார்த்தால் அதன் மத்தியில் இருந்து நான்கு பொருத்துகள் பிரிந்துபோவதை எளிதில் உணரலாம்.

பின் உச்சிக்குழியானது, பக்க ஓடுகளுக்கும் பின் மண்டை ஓட்டுக்கும் இடையே வகிட்டுப் பொருத்தில் பின் பகுதியில் உள்ளது. இது சிறியதாகவும் முக்கோண வடிவிலும் இருக்கும். மருத்துவர் ஒரு கர்ப்பிணிக்கு உட்சோதனை செய்கிறபோது கருக்குழந்தையின் உச்சிக்குழிகளைத் தொட்டு உணர்வதன் மூலம் ஒரு குழந்தையின் தலை மடங்கிய நிலையில் உள்ளதா, நிமிர்ந்த நிலையில் உள்ளதா என்பதையும், உச்சி எவ்வாறு உதயமாகும் என்பதையும் அறியலாம்.

மண்டையோட்டு எலும்புகள் உறுதியற்று இருப்பதாலும், சவ்வுகளால் இணைக்கப்பட்டிருப்பதாலும் பேற்றின்போது நெரிக்கப்பட்டால் ஒன்றின் மேல் ஒன்று ஏறிக்கொண்டு கூம்பி கூபகத்தில் இறங்குகிறது. இவ்வாறு மண்டை ஓடுகள் அரும்புபோல் கூம்பிக் குறுகுவதை கூம்புதல் அல்லது மோல்டிங் என்கிறோம்.

பிரசவத்தின் நிலைகள்

பிரசவம் நடக்கும் முன்பே அதைச் சுலபமாக்குவதற்கு கருப்பைத் தசைகள் எளிமையான பணிகளை மேற்கொண்டிருக்கும் என்பதை ஏற்கெனவே பார்த்தோம்.

பிரசவத்தில் மூன்று நிலைகள் உள்ளன. முதல் நிலையில், கருப்பைக் கழுத்து படிப்படியாக திறக்கிறது (விரிகிறது). இரண்டாம் நிலையில், யோனியில் குழந்தை தள்ளப்பட்டு பிறக்கிறது. மூன்றாம் நிலையில், கருப்பைச் சுவரில் இருந்து பனிக்குடம் வெளியேறி யோனியில் இருந்து வெளித்தள்ளப் படுகிறது.

முதல் நிலை

கருப்பைக் கழுத்து விரிவடைதல்

பொதுவாக, கருப்பைக் கழுத்து பிரசவ நேரத்தில் மூடிக் கொள்வது வழக்கம். படிப்படியாக, கருப்பையின் தசைச்

சுருக்கங்கள் கருப்பை வாயை அது 10 செ.மீ. அகலமாகும் வரை திறக்கச்செய்கிறது. அதன் பிறகு, இது முழுவதும் திறந்த நிலை என அழைக்கப்படுகிறது. அதாவது குழந்தை கடந்து செல்வதற்குப் போதுமான அளவு திறக்கிறது.

பிரசவத்தின் முதல் நிலை, குறிப்பாக முதல் பேற்றுத் தாய்மார்களுக்கு ஆறு முதல் பன்னிரண்டு மணி நேரம் வரை நீடிக்கிறது. இரண்டாவது அல்லது அதற்குப் பிறகு உள்ள குழந்தைகளுக்கு இரண்டு முதல் ஏழு மணி நேரங்களுக்கு இடையே ஏதாவது ஒரு நேரம்வரை நீடிக்கிறது. பெரும் பாலான முதல் நிலை பேற்றுவலியை உணர விரும்பினால், அங்கும் இங்கும் நடந்துகொண்டு இருக்க வேண்டும். வலி வராவிட்டால் எப்போது வலி வரும் என்பதை மருத்துவரிடம் கேட்டுத் தெரிந்துகொள்ளலாம்.

பிரசவ நேரத்துக்கு முன்பு எதையும் சாப்பிடக் கூடாது. இதனால், பிரசவ நேரத்தில் சிக்கல் ஏற்படுவதைத் தவிர்க்க லாம். நேரத்துக்கு நேரம், உங்களுக்கு எவ்வாறு பிரசவம் நிகழ்ந்துகொண்டிருக்கிறது, கருப்பைக் கழுத்து எவ்வளவு தூரம் திறந்திருக்கிறது, குழந்தையின் இதயத் துடிப்பு எவ்வாறு இருக்கிறது என்பதையெல்லாம் தெரிந்து கொள்ள மகப்பேறு மருத்துவர் பரிசோதித்துக்கொண் டிருப்பார்.

படிப்படியாக, தசைச் சுருங்கி விரியும் நிலையானது தீவிரமாகவும் வலியுள்ளதாகவும் மாறும். கர்ப்பக் காலத்தில் பயின்ற தளர்வு முறையும், சுவாசப் பயிற்சியும் தற்சமயம் அதிப் பயன் உள்ளதாக இருக்கும். முதல் நிலையின் இறுதிப் பகுதியில், ஒவ்வொரு முறை தசைச் சுருக்கம் வரும்போதும், நீங்கள் முக்கித் தள்ள வேண்டும் என நினைக்க ஆரம்பிப் பீர்கள். இந்த நேரத்தில் மகப்பேறு மருத்துவர் உங்களோடு இருக்கவேண்டும்.

கருப்பைக் கழுத்து முற்றிலுமாகத் திறந்து குழந்தையின் கழுத்து வெளியே தெரியும் வரை உந்தித் தள்ள வேண்டாம். உந்தித் தள்ள வேண்டும் என்ற உந்துதலை அடக்கிக்கொள்ள மெதுவாகவும் நேர்த்தியாகவும் மூச்சை இழுத்துவிடுங்கள். அதிக அவசரம் இருந்தால் கொஞ்சம் பெருமூச்சாக மூச்சை இழுத்துவிட வேண்டும்.

இரண்டாம் நிலை

குழந்தையின் பிறப்பு

குழந்தை கீழ் இறங்குவதும் அதனுடைய உண்மையான பிறப்பும்தான் இரண்டாவது நிலை.

கருப்பை வாய் போதுமான அளவு அகலமாகத் திறந்ததும் தசைச் சுருக்கங்கள் தங்கள் இயல்பு நிலையை மாற்றிக்கொள் கின்றன. ஒவ்வொரு சுருக்கத்துக்குப் பிறகும் கருப்பையின் தசை நார்கள் கொஞ்சம் குறுகுகின்றன. குழந்தை யோனிக் குள் தள்ளப்படுகிறது. யோனியில் இரண்டு இடையூறுகள் உள்ளன. கருப்பையில் இருந்து பிறப்பு உறுப்புக்கு முன்னோக்கிய மாதிரி நேரான ஒரு வளைவு உள்ளது.

தசைகள், இணைப்புத் தசை மற்றும் யோனியில் இருந்து வெளிப்பக்கமாகச் செல்லும் இடுப்புக்கூட்டின் மேற்புறச் சருமம் ஆகியவை நெகிழ்ச்சி அடைய சிறிது நேரம் எடுத்துக் கொள்கின்றன. கருப்பைக் கழுத்து எப்போது முழுமையாகத் திறந்து குழந்தையின் தலை வெளிப்படும் என்பதை மருத்துவர் கூறிய பிறகு ஒவ்வொரு தசைச் சுருக்கத்தின் போதும் நீங்கள் முக்கி உந்தித்தள்ள வேண்டும்.

உங்களுக்குப் பொருத்தமான கிடைநிலையைத் தேர்வு செய்துகொள்ளுங்கள். முதுகு தாங்கியது போன்றோ, கை கால்களால் முழந்தாளிட்டுக் கொண்டோ, ஒருக்களித்து அல்லது குத்துக் காலிட்டு உட்கார்ந்தோ உங்களுக்கு எது பொருத்தமாக இருக்கும் என்று நினைக்கிறீர்களோ அந்த நிலையைத் தேர்வு செய்துகொள்ளலாம்.

தசைச் சுருக்கம் ஆரம்பித்ததும், இரண்டு மூன்று முறை மூச்சை இழுத்துவிட்டுக்கொண்டு அதன் பிறகு முக்க ஆரம்பியுங்கள். தேவைப்பட்டால் இன்னொரு முறையும் ஆழ்ந்து சுவாசித்துக்கொள்ளுங்கள்.

சுருக்கங்கள் முடியும்வரை பலமுறை உந்தித் தள்ளிக் கொண்டிருங்கள். நீங்கள் முக்கும்போது வாயைத் திறந்து உந்துங்கள். ஒவ்வொரு சுருக்கத்துக்குப் பிறகும், ஓய்வு கொடுத்து அடுத்த ஒன்றுக்கு வலு ஏற்படுத்த எழுந்திருங்கள். இந்த நிலை மிகக் கடினமானதுதான். ஆனால், மருத்துவர்

எல்லா நேரத்திலும் உங்களுக்கு உதவிசெய்தபடி, நீங்கள் என்ன செய்ய வேண்டும் என்பதையெல்லாம் சொல்லித் தருவார். இரண்டாவது கட்ட பிரசவம், ஒன்று அல்லது இரண்டு மணி நேரம் வரை நீடிக்கும். ஆனால், இது பெரிய அளவில் வேறுபடுகிறது.

குழந்தையின் தலையானது தான் வெற்றிபெறும்வரை பிறப்பு உறுப்பை நோக்கி நகர்கிறது. யோனித் திறப்பில் குழந்தை யின் தலையின் அரை பாகம் தெரியும் வரையில் இருக்கும் இந்த நிலையில் நேர்த்தியாக முக்குமாறும், வாயால் வேக மாக காற்றை இழுத்துக்கொண்டு முக்கி மூச்சை வெளிவிட் டால் குழந்தையின் தலை மெதுவாக வெளிவரும்.

தோல், மென் திசுக்கள், ஆசனவாயின் பின்பகுதி மற்றும் யோனிக்கு இடையில் உள்ள ஆசனவாய்ச் சூழ்தசைகள் போன்றவை, குழந்தை வெளியே வருவதால் சிரமத்துக்கு உள்ளாகின்றன. குழந்தையின் தலை வேகமாக வெளியே வந்தால் சிலவேளைகளில் தசைகளும், திசுக்களும் கிழிய நேரிடும். சிலவேளைகளில் ஸ்பிண்டர் தசை வரையில் நீளக்கூடும். தலை கட்டுப்பாடான முறையில் வெளியே வந்தால், யோனித் திறப்பு அதை மெதுவாக இழுத்து அனுப்பும் வாய்ப்பைப் பெறும். தசை கிழிவதும் தவிர்க்கப் படும்.

சிலசமயங்களில், ஆசனவாயைச் சுற்றியுள்ள தோல் போதுமான அளவுக்கு நெகிழ்ந்து கொடுக்காது. மருத்துவர், கர்ப்பிணிக்கு பகுதி உணர்விழப்புச் செய்து தோலைக் கொஞ்சம் வெட்டிவிடுவார். இது எபிசியோடமி அல்லது யோனி வாய்த்திறப்பு எனப்படும். குழைந்த பிறகு இந்தத் திறப்பு தைக்கப்பட்டுவிடும்.

குழந்தையின் தலை வெளியே வந்ததும், பெரும்பகுதி செயல்கள் முடிந்ததாக அர்த்தம். அடுத்து ஒன்றுக்கு மேற் பட்ட முக்குதல்கள் (உந்தித் தள்ளுதல்) மூலமாக எஞ்சிய உடல்பகுதி சுலபமாக வெளியேறும். குழந்தை நன்றாக சுவாசிக்க ஆரம்பித்தவுடன், கொடியானது ஒரு கருவியால் இறுக்கப்பட்டு வெட்டப் படும். அதன் பிறகு, தாய் தனது குழந்தையை நன்றாகத் தூக்கி அணைத்துக் கொஞ்சலாம். சில வேளை, குழந்தையின் மூக்கு மற்றும் வாயில் இருந்து சளி

அகற்றப்படவேண்டியிருக்கும் அல்லது சுவாசத்தை சீர்படுத்த ஆக்ஸிஜன் தர வேண்டியிருக்கும்.

ரத்தத்தினால் ஈரமாகவும், அசுத்தமாகவும் இருக்கும் குழந்தை யின் மீது மாவு போன்ற பொருள் படிந்தும் காணப்படும். இவற்றை சரிசெய்து குழந்தையை சுத்தப்படுத்திய பிறகு தாயிடம் குழந்தையைக் கொடுப்பார்கள்.

மூன்றாவது நிலை

பனிக்குடத்தின் பிறப்பு

குழந்தை பிறந்ததும் கடைசியாக முக்கி பனிக் குடத்தை வெளியேற்றிய பிறகு கருப்பை சுருங்குவதற்காக தொடை யில் ஓர் ஊசி போடப்படும். இதை, பெண் கவனிக்க முடியாத நிலையில் இருக்கலாம். பனிக் குடம் வெளியேறுவது பொதுவாக சுலபமாக இருக்கும். குழந்தை பிறந்ததும் ஆசனவாய்த் தசை கிழிந்திருந்தால் சில தையல்கள் போடப் படும். தாயும் குழந்தையும் சுத்தம் செய்யப்படுவார்கள். குழந்தையை எடை போட்டு அதன் கையில் பெயர் அட்டை ஒன்றைக் கட்டுவார்கள்.

குழந்தை மருத்துவ நிபுணர், குழந்தையை நுணுக்கமாகப் பரிசோதித்து, அவரது குறிப்பை எழுதுவார். குழந்தை மாற்றம் போன்ற தவறுகள் நடப்பதைத் தடுப்பதற்காக, குழந்தை பிறந்த இந்த நிலையிலேயே குழந்தையின் கைவிரல் ரேகைகளைப் பதிவுசெய்துகொள்கிறார்கள்.

பாலூட்டப் போவதாக இருந்தால், குழந்தை பிறந்ததும் உடனே பாலை உறிஞ்சிக் குடிக்கவிடுங்கள். கொஞ்சம் கால தாமதமானாலும் குழந்தை உறிஞ்ச ஆரம்பிக்கும் அல்லது தனது வாயில் மார்பகக் காம்பு இருப்பதுபோல் நினைத்துக் கொள்ளும். தாய்ப்பால் ஊட்டுவதால் கருப்பை விரைந்து சுருங்கும்.

சில முக்கியக் கட்டங்கள்

பிரசவத்தைத் தூண்டுதல்

பெரும்பாலான பெண்களுக்குப் பிரசவ வலி தானாகவே ஆரம்பிக்கும். ஆனால், பல காரணங்களால் சிலருக்கு வலி

எடுக்காது. செயற்கையாகத் தூண்டவேண்டியிருக்கும். இதற்கு, பிரசவத் தூண்டுதல் அல்லது இன்டக்ஷன் என்று பெயர். குழந்தை பிறக்க தாமதமாதல், தாய்க்கு மிகை ரத்த அழுத்தம், டாக்சீமியா அல்லது நீரிழிவு போன்றவை இருக்கும்போது செயற்கைத் தூண்டுதல் அவசியம்.

பனிக்குடத்தை உடைத்தல், பிரசவத்தை துரிதப்படுத்தும் ஹார்மோனை (ஆக்சிடாசின் ஹார்மோன்) தாயின் கையில் நரம்பு வழியாகச் செலுத்துதல் என இரு வழிகளில் இந்தத் தூண்டுதல் செய்யப்படுகிறது.

குழந்தை பிறப்பதற்குச் சாத்தியமான நிலை இருந்தால் உடனடியாக தசைச் சுருக்கம் ஆரம்பிக்கும். குழந்தையின் தலை ஏற்கெனவே இடுப்புக்கூட்டுப் பகுதியில் வந்திருந் தால், கருப்பை வாய் மிருவாகி, விரிவடைய ஆரம்பித்து, பிரசவம் நிறவேறும் கட்டத்தில் இருக்கும். இந்தச் செயல் முறை மூலம் 48 மணி நேரத்துக்குள் மகப்பேறு நிகழா விட்டால் நோய்த்தொற்று ஏற்படக்கூடும். குழந்தையின் தொப்புள் கொடி வெளித்தள்ளப்படும் அபாயமும் இருப்ப தால், இந்தச் சூழ்நிலை கொஞ்சம் சிக்கல்மிக்கதாகி, தீவிர சிசேரியன் பிரிவுச் சிகிச்சை தேவைப்படக்கூடும்.

கருப்பையைத் தூண்டும் ஹார்மோனான ஆக்சிடோசின் பயன்படுத்துவது இரண்டாவது முறை. இந்த ஹார்மோனில் குறிப்பிட்ட அளவை எடுத்து ஐந்து சதவீத குளுக்கோஸுடன் கலந்து சிரை வழியாக உடலில் செலுத்துகிறார்கள். சிலர், முதன்முறை ஹார்மோன் செலுத்தும்போதே பிரசவித்து விடுகிறார்கள். சிலருக்கு இரண்டாவது அல்லது மூன்றாவது முறை செலுத்தும்போது குழந்தைப் பேறு நிகழ்கிறது.

அதிக அளவு ஆக்சிடோசின் செலுத்தியும் அடுத்த 24 மணி நேரத்துக்குள் குழந்தைப் பேறு நிகழாவிட்டால், அந்த முயற்சியைக் கைவிட வேண்டும். அந்தச் சூழ்நிலை மிகவும் அவசரமாக இல்லாவிட்டால், ஒன்றிரண்டு நாள்களுக்குப் பிறகு அந்த முயற்சியைத் தொடரலாம்.

கிடுக்கி மூலம் பிரசவம் (போர்செப்ஸ் டெலிவரி)

தாயார் மிகவும் களைப்படைந்த நிலையில் இருந்தால், கருப்பைச் சுருக்கங்கள் போதுமான அளவு இல்லா விட்டால்

அல்லது குழந்தைக்குத் திணறல் ஏதேனும் ஏற்படுவது தெரிந்தால், ஃபோர்செப் எனப்படும் கிடுக்கியைப் பயன்படுத்தி யோனியில் இருந்து குழந்தை வெளியேற்றப்பட வேண்டி இருக்கும்.

ஃபோர்செப் கருவி, குழந்தையின் தலையைச் சுற்றி நேர்த்தியாகப் பொருத்தப்பட்டு, உறுதியாகப் பிடித்து இழுக்கும் போது குழந்தை பிறந்துவிடுகிறது. இதனால், குழந்தையின் தலையில் கிடுக்கி வைக்கப்பட்ட இடத்தில் சிவப்பான அடையாளம் தெரியக்கூடும். அந்த அடையாளம் விரைவாக மறைந்துவிடும்.

கிடுக்கியைப் பயன்படுத்தி பிரசவிக்கச் செய்வதற்கு, எபிசியோடமி எனப்படும் பிறப்பு உறுப்புப் பகுதியில் உள்ள ஆசனவாயைச் சூழ்ந்த தசைக் கிழிப்பை மேற்கொள்ள வேண்டியிருப்பதால், தையல் போடவேண்டி யிருக்கும்.

வெற்றிடமாக்குவதன் மூலம் குழந்தையை எடுத்தல் (வாக்யூம் எக்ஸ்ட்ராக்ஷன்)

கிடுக்கிப் பேறுக்கு என்ன காரணங்கள் உள்ளனவோ, அதே காரணங்களுக்காக இதுவும் மேற்கொள்ளப்படுகிறது. உலோகத்தாலான ஒரு மூடி, குழந்தையின் தலையைப் பிடித்து உறிஞ்சுவதற்காகப் பொருத்தப்படுகிறது. அதன் பிறகு, வேகமாக கர்ப்பிணி முக்குவதைப் போன்ற விசை ஏற்படுத்தப்பட்டு குழந்தை வெளியே இழுக்கப்படுகிறது. இவ்வாறு செய்து குழந்தையை எடுத்த பிறகு அதன் தலையில் ஏற்படும் வீக்கம் படிப்படியாக மறைந்துவிடுகிறது.

அறுவைப் பேறு (சிசேரியன் செக்ஷன்)

கருப்பை மற்றும் வயிற்றின் கீழ்ப்புறச் சுவரில் ஒரு திறப்பு செய்து அதன் மூலம் குழந்தையை எடுக்கும் அறுவை சிகிச்சை முறைதான் சிசேரியன்.

பெண்ணின் பிறப்பு உறுப்புப் பாதை சிறியதாக இருப்பது, பிரசவத்தின்போது ஏற்படும் அதிக ரத்தப்போக்கு அல்லது தாய்க்குக் கழலைகள், கருப்பை வாய் திறக்காமல் போவது, குழந்தைக்கு மூச்சுத் திணறல் அல்லது தடம் மாறியிருப்பது போன்ற இயல்புக்கு மாறான நிலைகளில் அடிவயிற்றின்

கீழ்ப்பகுதியில் பிகினி கோட்டுக்கு சற்று கீழே திறந்து இந்த அறுவைப் பேறு மேற்கொள்ளப்படுகிறது.

இந்த அறுவைச் சிகிச்சையைப் பொது உணர்விழப்பு முறையிலோ அல்லது சில சமயங்களில் புறமுதுகுத் தண்டுவழியில் உணர்விழப்பு மூலமோ செய்யலாம்.

மற்ற பெரிய அறுவைச் சிகிச்சைகளின்போது இருப்பதைப் போலவே, சிசேரியன் அறுவைச் சிகிச்சைக்குப் பிறகு, சில நாள்கள் வரை உட்காரவோ, நேராக நிமிர்ந்து நிற்கவோ சிரமமாம இருக்கும். மருத்துவமனையில் ஒரு வாரத்துக்கு மேல் தங்கவேண்டியிருக்கும். தசைகள் மீண்டும் நன்றாகச் செயல்பட, பேற்றுக்குப் பிறகு மேற்கொள்ளும் உடற்பயிற்சிகளில் கவனம் செலுத்தவேண்டும்.

10

பின்பேறு கால பாதுகாப்பு

பிரசவம் நிகழ்ந்த பிறகு எவ்வளவு சீக்கிரமாக எழுந்து நடக்கலாம், எப்போது குளிப்பது, தையல்களைக் கையாள்வது எவ்வாறு, ரத்தப் போக்கு எவ்வளவு நாள்கள் நீடிக்கும், குழந்தைக்கு எப்படி பால் மற்றும் சாப்பாடு கொடுப்பது, தன்னையே சார்ந்திருக்கும் ஒரு குழந்தையைப் பெற்றோர் நிலையில் இருந்து எவ்வாறு வளர்ப்பது என்பது போன்று தெரிந்து கொள்ள வேண்டிய விஷயங்களும், தீர்மானிக்க வேண்டியவைகளும் நிறைய இருக்கின்றன.

மருத்துவமனையில்

சுகப் பிரசவம் நிகழ்ந்திருந்தால் 48 மணி நேரத் துக்குள் வீட்டுக்கு வந்துவிடலாம். அறுவைப் பேறாக இருந்தால், சுமார் ஒரு வாரம் மருத்துவ மனையில் தங்கவேண்டியிருக்கும். இதை ஓய்வு எடுக்கும் காலமாக கருதிக்கொள்ளுங்கள்.

மருத்துவமனையில் தங்கியிருக்கும்போது, வெளி நபர்கள் அதாவது குழந்தையைப் பார்க்க

வருபவர்களின் எண்ணிக்கையைக் குறைத்துக்கொள்வது நல்லது. இதனால், உங்கள் ஓய்வு நேரம் அதிகரிக்கும். நோய்த்தொற்றுக்கான வாய்ப்பும் குறையும்.

சாப்பிடுதல்

பிரசவித்த சில மணி நேரங்களுக்குப் பிறகு பசிக்கும். பொது உணர்விழப்பு கொடுத்திருந்தால் தவிர, தாராளமாகச் சாப்பிடலாம். அது போதுமான ஊட்டச்சத்து மற்றும் கலோரிகளைத் தரக்கூடியதாக இருக்க வேண்டும். பால் அல்லது பால் பொருள்கள், திரவ உணவு நல்லது. அதிகக் கொழுப்புகளைத் தவிர்க்கவும்.

பழைய நிலைக்குத் திரும்புதல்

குழந்தை பெற்ற பிறகு படுக்கையை விட்டு எழுந்திராமல் முதல் ஆறு வாரங்களுக்கு முழுமையான ஓய்வு எடுக்க வேண்டும் என சொல்லப்பட்டிருப்பது உண்மையல்ல. உடல் நலம் தேறிடவும் உறங்குவதற்கும் போதிய ஓய்வு தேவைப்பட்டபோதிலும், நீங்கள் குழந்தை பெற்ற ஒரு சில மணி நேரங்களுக்குள் எழுந்துவிடுவதே சிறப்பானது.

உதவியாளரின் துணையுடன் படுக்கையை விட்டு எழுந்து சில அடிகள் எடுத்துவைக்கவும் அல்லது கழிப்பறை செல்லவும் ஆரம்பிக்கலாம்.

ஒரு நாற்காலியில் கொஞ்ச நேரம் உட்காரத் தொடங்கி, சிறிது சிறிதாக இந்த நேரத்தை அதிகரிக்கலாம். இது குடல் இயக்கங்கள் மற்றும் சிறுநீர்ப்பை செயல்பாடுகளில் உள்ள பிரச்னைகளைக் குறைக்கும். கால்களில் உள்ள ஆழமான நரம்புகளில் ரத்தக் கட்டுக்கள் வருவதைக் குறைக்கிறது.

சீக்கிரமாக எழுந்து நடமாடுவதால், கருப்பை விரைவில் அதன் இயல்பு நிலைக்குத் திரும்பும். அதனால்தான், தற்காலத்தில் மகப்பேறு மருத்துவர்கள், புதிதாகக் குழந்தை பெற்றவர்களை, பிரசவித்த நாளில் இருந்தே கொஞ்ச நேரமாவது எழுந்து நிற்குமாறும், நடக்குமாறும் ஊக்கப் படுத்துகிறார்கள். அறுவைப் பேறு மூலம் குழந்தை பெற்ற தாய்கூட மறுநாளே எழுந்திருக்கலாம்.

ஏற்கெனவே விட்டு வந்த வீட்டு வேலைகளையும், மனக் கவலைகளையும் மீண்டும் தொடங்குவதற்காக, சீக்கிரம் எழுந்து நடமாடுகிற செயலைப் பயன்படுத்தி உடலைக் கெடுத்துக்கொள்ளாதீர்கள்.

எப்போது குளிப்பது

தினமும் குளிப்பது புத்துணர்ச்சியோடு வைப்பதற்கும், உடலைத் தேற்றவும் உதவும். நடக்க ஆரம்பித்தவுடனே குளிக்கலாம். சிசேரியன் செய்யப்பட்டிருந்தால் தையல்கள் ஆறி, உலர்ந்த பிறகே குளிக்க வேண்டும்.

தையல்கள் மீது கவனம்

முதன் முறை குழந்தை பெறுவோர், சுலபமாக குழந்தை பெறுவதற்கு வசதியாக, யோனிக் குழாயைப் பெரிதாக்க ஆசனவாய்ச் சூழ்ந்த தசையில் ஒரு சிறிய திறப்பு செய்ய வேண்டியிருக்கும் (எபிசியோடமி). குழந்தை பிறந்தவுடனே இந்தத் திறப்பு மூடப்பட்டுவிடும். இந்தத் தையல் காரணமாக சில நாள்கள் வரை புண் இருக்கலாம்.

கழிப்பறை செல்வதற்குக்கூட சிரமமாக இருக்கக்கூடும். நடப்ப தும், திரும்புவதும் சிரமமாக இருக்கும். இந்த சிரமத்தைத் தவிர்க்க ஒரு ரப்பர் வளையத்தின் மீது உட்கார்ந்து நிவாரணம் பெற முயற்சிக்கலாம். இது தையல்களை சுத்தமாகவும், ஆரோக்கியமாகவும் வைத்துக்கொள்ள உதவுகிறது.

அடர்த்தி குறைந்த (சாவ்லான்) கிருமி நாசினியை வெது வெதுப்பான தண்ணீரில் கலந்து, பருத்தித் துணியால் அந்த இடத்தைத் துடைக்கலாம். குளித்த பிறகு பிறப்பு உறுப்பை உலர்த்தவேண்டும். சிறுநீர் கழிப்பதற்குக் கஷ்டமாக இருந் தால் மருத்துவரிடமோ அல்லது செவிலியரிடமோ சொல் லுங்கள். குழந்தை பிறந்து சில நாள்கள்வரை குடல்களில் அதிக அசைவை உண்டாக்குவது கூடாது. அதற்காக, மலச்சிக்கல் ஏற்பட்டுவிடாமல் பார்த்துக்கொள்வதும் முக்கியம். சில புதிய பழங்கள், காய்கறிகள் அல்லது முழு தானிய உணவு நல்லது.

நீங்களாக தையலைப் பிரிப்பது, காயத்தைத் திறப்பது அல்லது மீண்டும் கிழிப்பை உண்டாக்குவதெல்லாம் வேண்

டாத செயல்கள். மல ஜலம் கழிக்க முயற்சிக்கும்போது, தையலின் மீது சுத்தமான பாதுகாப்புத் திசுத் துணியை வைத்துக்கொள்ளுங்கள். தையல்கள் ஓரிரு வாரங்களுக்குப் பிறகு தாமாக கழன்றுவிடுவதோடு, தையலிட்ட இடமும் ஒட்டிக்கொள்ளும்.

பேற்றுக்குப் பிறகான ஒழுக்கு

பிரசவத்துக்குப் பிறகு பிறப்பு உறுப்பு ஒழுக்கு (டிஸ்சார்ஜ்) வெளியேறும் வரை, பிரசவித்த தாயை தீட்டானவள் என சில சமூகங்கள் திடமாக நம்புகின்றன. சில வீடுகளில், ஏதோ தீண்டத்தகாதவளைப்போல் பிள்ளை பெற்ற பெண் தனித்துவிடப்படுகிறாள். இந்த நோக்கமே தவறு. மாத விலக்கு வெளியேறுவது அல்லது பிறப்பு உறுப்பு வழியாக ஒழுக்கு வெளியேறுவது ஆகிய இரண்டிலும் அசுத்தம் என்று எதுவும் கிடையாது. இரண்டுமே உடலியல் ரீதியானவை.

மாதவிலக்கு மீண்டும் வருதல்

நீங்கள் தாய்ப்பால் ஊட்டுகிறவராக இருந்தால் அதை நிறுத்தும்வரை இன்னொரு முறை மாதவிலக்கு நிகழாது. அதன்பிறகு, மாதவிலக்கு மீண்டும் வர சில வாரங்கள் அல்லது சில மாதங்கள்கூட ஆகலாம். நீங்கள் தாய்ப்பால் ஊட்டாவிட்டால், பிரசவித்த ஒரு மாத வாக்கிலேயே முதல் மாதவிலக்கு ஏற்படலாம்.

உருவ அமைப்பு

பிரசவத்துக்குப் பிறகு பை போன்றும், சுருக்கங்களுடனும் வயிறு காணப்படும். இது விரைவிலேயே மறைந்து இயல்பான தோற்றத்துக்கும், அளவுக்கும் வரலாம். தாய்ப்பால் ஊட்டுவது, கருப்பைச் சுருக்கத்தை ஏற்படுத்தி இயல்பு நிலைக்குத் திரும்ப உதவும். பேற்றுக்குப் பிறகான உடற் பயிற்சிகளும் வயிற்றுத் தசைகள் இறுக்கமடைந்து உங்கள் தோற்றம் திரும்பப் பெற உதவுகின்றன.

சீம்பால் பற்றிய உண்மைகள்

மெல்லிய, மஞ்சள் நிற சீம்பாலை முதல் மூன்று நாள்கள் வரை குழந்தைக்குப் புகட்டக் கூடாது என நீங்கள் அறிவுறுத்

தப்படலாம். உண்மை என்னவென்றால், குழந்தைக்குத் தேவையான ஊட்ட உணவு மற்றும் நோய்த்தொற்றுகளை எதிர்க்கும் நோய் எதிர்ப்பு ஊக்கிகள் ஆகியவை சீம்பாலில் அடங்கி உள்ளன. சீம்பாலைக் கொடுப்பதன் மூலம், குழந்தைக்கு ஏற்படவிருக்கும் பொதுவான நோய்களான வயிற்றுப்போக்கு, சுவாசக் குழாய் நோய்கள் மற்றும் சளித் தொல்லைகள் போன்றவற்றால் பாதிக்கப்படும் வாய்ப்புகள் வெகுவாகக் குறைகின்றன.

தாய்ப்பால் சார்ந்த விஷயங்கள்

பாலூட்டுவதற்கேற்ற கச்சைகள்

தாய்ப்பால் ஊட்டும் முதல் சில மாதங்கள் வரை இரவு பகல் இருவேளைகளிலும் மார்பகங்களைத் தாங்குவதற்காக நல்ல கச்சையை (ப்ரா) அணிய வேண்டும். பாலூட்டும் காலத்தில் அணிவதற்காகவென்றே தயாரிக்கப்பட்ட பிரத்யேகமான கச்சைகளை அணிவது சிறந்தது. இவை, முன்பக்கத் திறப் புடனும், சுலபமாகக் கழற்றக்கூடியனவாகவும் உள்ளன.

மார்பகங்களும், தாய்ப்பாலும்

தாய்ப்பால் சுரக்கும்போது, கொஞ்ச நேரம் மார்பகங்கள் மிகப் பெரியதாகவும், கனமாகவும் வலியுடனும் இருக்கும். காம்பு களில் இருந்து அதிகமாகப் பால் ஒழுகி, புண்ணாவதைத் தவிர்ப்பதற்கு சுத்தமான துணியால் துடைத்து உலர்வாக வைக்க வேண்டும். பால் சுரப்பு படிப்படியாக மிதமான நிலைக்கு திரும்பி தானாக பால் ஒழுகுவது நின்று மார்பகங்கள் இயல்பாகத் தோன்றும். மார்பகங்களைச் சுத்தமாக வைத்துக் கொள்ள வேண்டும். சுத்தமான நீரால் மார்பகக் காம்புகளைச் சுத்தப்படுத்த வேண்டும். சோப்பு பயன்படுத்தக் கூடாது.

பாலூட்ட சரியான நிலை

உங்களுக்கும் குழந்தைக்கும் பொருத்தமான ஒரு நிலைப் பாட்டை (பொசிசன்) கண்டறியுங்கள். குழந்தை எளிதாகப் பாலை உறிஞ்சிக் குடிக்க இயலுகிறதா, உங்களால் போது மான அளவு ஓய்வு எடுத்துக்கொள்ள வசதி இருக்கிறதா என்பதைக் கவனிக்கவேண்டும். குழந்தையைப் படுக்க வைத்துப் பாலூட்டும்போது குழந்தையின் தலை உயரமாக

இருக்க வேண்டும். ஏனெனில், குழந்தையின் உட்புறக் காதுகளுக்கும், தொண்டைக்கும் இடையே மிகக் குறைந்த இடைவெளி இருப்பதால், படுத்துக்கொண்டு பாலூட்டும் போது காதுக்குள் கிருமிகள் நுழையக்கூடும். சிலவேளை களில், காதுகளில் நோய்தொற்று ஏற்பட இது வழிவகுக்கும்.

பால் புகட்டவேண்டிய இடைவெளி

குழந்தை பால் குடிக்க விரும்பும் போதெல்லாம் பால் கொடுப்பது நல்லது. முதல் வாரங்களில் இரண்டு மூன்று மணி நேரத்துக்கு ஒருமுறை பால் கொடுக்கலாம்.

குழந்தை அழுவதை பசிக்கு அழுவதாகக் கருதக் கூடாது. வயிற்று வலி, அழுக்கான உள்ளாடை போன்றவையும் காரணமாக இருக்கலாம். குழந்தைக்கு என்ன தேவை என்பதைப் புரிந்துகொள்ள இயலாத சூழலில் மார்பகத்தைக் கொடுப்பதில் தவறில்லை.

பால் புகட்டும் அளவு

குழந்தைக்கு எவ்வளவு பால் தேவை என்பதைக் கணித்துக் கூற இயலாது. எவ்வளவு தேவை என்பதை குழந்தை தீர்மானிக்கட்டும். குழந்தையின் எடை அதிகரித்தல் மற்றும் அடிக்கடி குழந்தை ஆடையை நனைத்தல் ஆகியவற்றின் மூலம் குழந்தைக்குப் போதிய பால் கிடைப்பதை உறுதி செய்து கொள்ளலாம். தினமும் குழந்தைக்கு ஆறு முறை யாவது பாலூட்ட வேண்டும். இதற்குக் குறைந்தால் குழந்தைக்குப் பசி இல்லா நிலை இருப்பதை அறியலாம்.

பாலின் அளவை அதிகரித்தல்

குழந்தைக்குப் போதுமான பால் இல்லை என நினைத்தால் இரண்டு மணி நேரத்துக்கு ஒருமுறை பாலூட்டுங்கள். குழந்தை உறிஞ்சும்போது தாய்க்கு புரோலாக்டின் என்ற பால்சுரப்பு ஹார்மோன் விடுவிக்கப்படுவதால், பால் சுரப்பது அதிகரிக்கும்.

காற்று

குழந்தை பால் குடிக்கும்போது காற்றையும் சேர்த்து விழுங்கி விடலாம். பால் கொடுத்த பிறகு, குழந்தையைத் தோளில்

போட்டு முதுகின் மீது லேசாகத் தட்டிவிட்டால் அல்லது மடியில் நிமிர்த்தி உட்கார வைத்துப் பிடித்துக்கொண்டால் ஏப்பம் மூலம் காற்று வெளியேறிவிடும்.

குழந்தைப் பாதுகாப்பு

எல்லா குழந்தையும் ஒன்றுபோல் இருப்பதில்லை. ஒன்று சுறுசுறுப்பாக, இன்னொன்று மந்தமாக இருப்பது இயல்பு. ஒரு தாய் தனது குழந்தையின் நிலைகள் அனைத்தையும் அறிந்து வைத்திருக்கவேண்டும். குழந்தை ஏன் அழுகிறது, ஏன் மிகவும் கொஞ்சுகிறது என்பதையெல்லாம் தெரிந்து கொள்வதே நல்ல தாய்மை.

குழந்தையைக் கையாளுதல்

குழந்தைகள் மிகவும் மென்மையானவர்கள் என்பதால் அவர்களை ஜாக்கிரதையாகக் கையாளவேண்டும். குழந்தைகள் நெளியக்கூடியவர்கள் என்பதால் உங்கள் பிடியில் இருந்து வழுக்கிச் சென்றுவிடக்கூடும். எனவே, தலை மற்றும் புட்டங்களை தாங்கிப்பிடிக்கலாம்.

ஒருக்களித்த அல்லது குப்புறப்படுத்த நிலையைவிட மல்லாந்த நிலையில் குழந்தைகளைத் தூக்குவது எளிது. தலையையும், தோள்பட்டைகளையும் தாங்கிப் பிடிக்க வசதியாக கழுத்துக்குக் கீழே ஒரு கையையும், எதிர்ப்புறத்தில் உள்ள தொடையைப் பற்றிக்கொள்ள வசதியாக புட்டத்துக்கு அடியில் இன்னொரு கையையும் வைத்துக்கொள்வதுதான் குழந்தையை சரியாகத் தூக்கும் முறை.

குழந்தையைத் தொட்டிலில் போடுதல்

குழந்தையைத் துணியால் சுற்றி தொட்டிலில் போடலாம். குழந்தையின் பக்கவாட்டுக்கு அல்லது முதுகுக்கு ஆதாரமாக துணிகளை வைக்கலாம். குழந்தையின் தோளில் இருந்து இடுப்புவரை துணி இருக்கவேண்டும்.

வீக்கங்களும், சிராய்ப்புகளும்

பிறந்த குழந்தைகளுக்குத் தலையில் சிறிதளவு வீக்கம், தோலில் சிராய்ப்புக் காயம் இருப்பது சர்வ சாதாரணம். சிலவேளைகளில் கண்களில் ரத்தக் கட்டுக்கூட இருக்கும். விரைவில் இந்த அடையாளங்கள் மறைந்துவிடும்.

மார்பகங்கள்

பிறந்த குழந்தையின் மார்பகம் சிறிது வீங்கி ஐந்தாவது நாள்வரை அதன் மார்பகத்தில் இருந்து பால் கசியக்கூடும். ஆண், பெண் இரு பாலாருக்குமே இவ்வாறு நிகழும். பெண் குழந்தையின் பிறப்பு உறுப்பில் இருந்து சிறிதளவு ரத்தக்கசிவோ, மங்கலான நிறத்தில் வெள்ளைப்போக்கோ பிறந்த 3 முதல் 7 நாள்களில் வரக்கூடும். இவை, பிறப்பதற்கு முன்பே தாயிடம் இருந்து குழந்தைக்கு ஹார்மோன் கடத்தப் படுவதால் தோன்றக்கூடியவை. இதற்காக, குழந்தையை சுத்தமாக வைத்துக்கொள்வதைத் தவிர வேறு எதையும் நீங்கள் செய்ய வேண்டியதில்லை.

மஞ்சள் காமாலை

பிறந்த பிறகு, சில குழந்தைகளுக்கு குறைந்த அளவு மஞ்சள் காமாலை இருப்பதால் அவற்றின் சருமத்தில் மஞ்சள் நிறம் அதிகரிப்பதோடு, கண்களின் வெண் படலத்திலும் மஞ்சள் நிறம் படிகிறது. இது, ஒரு வாரம் அல்லது அதற்குப் பிறகு மறைந்துவிடுகிறது. தீவிர மஞ்சள் காமாலையால் குழந்தை பாதிக்கப்பட்டால் மருத்துவ சிகிச்சை அளிக்க வேண்டும்.

தாய்க்கும் குழந்தைக்கும் இடையே ரத்தப் பொருத்தம் ஒத்துவராமல் காமாலை வந்தால் குழந்தையை மருத்துவ மனையில் சேர்த்து ரத்தப் பரிமாற்றம் செய்யவேண்டி இருக்கும். சிகிச்சை மேற்கொள்ளத் தாமதமானால் குழந்தைக்குக் காமாலை மூளைக்கோளாறு என்ற நிலை ஏற்பட்டு, சரிப்படுத்த முடியாத அளவுக்கு குழந்தையின் மூளை பாதிக்கப்படும்.

குளிப்பாட்டுதலும், தூய்மையும்

பிறந்த இரண்டாம் நாளில் இருந்து குழந்தையைக் குளிப் பாட்டலாம். குளிப்பாட்டுவதற்கு இளஞ்சூடான தண்ணீர் (98 டிகிரி ஃபாரன்ஹீட்) போதுமானது. உடற் பகுதிகளை முதலில் சுத்தம் செய்யுங்கள். முதலில் கண்கள் மற்றும் தலையில் இருந்து ஆரம்பித்து, பிறகு குழந்தையின் மார்பகம், முதுகு எனத் தொடருங்கள். குழந்தையைத் துடைத்தெடுக்க மென்மையான துணி மற்றும் குளிக்கவைக்க குழந்தை சோப்பு ஆகியவை தேவைப்படும்.

குறிப்பிட்ட பகுதிகளைப் பராமரித்தல்

கண்கள்

சுத்தமான பருத்தித் துணியால் கண்களை, உட்புற ஓரத்தில் இருந்து வெளிப்புறம் வரை ஜாக்கிரதையாகத் துடைக்க வேண்டும். கண்களில் அழற்சியோ, நோய்த் தொற்றோ ஏற்படாத நிலையில் சுத்தமான தண்ணீரில் சுத்தப்படுத்தினாலே போதும். மை தீட்டுவதால் கண்களுக்குள் நோய்த் தொற்றுகள் ஏற்படும். கண்கள் சிவந்து வீங்கியிருந்தாலோ அல்லது ஒழுக்கு ஏதேனும் இருந்தாலோ நோய்த்தொற்று ஏற்பட்டு இருக்கலாம். மருத்துவரை அணுகவேண்டும்.

மூக்கும் காதுகளும்

காதுகளிலும் மூக்கிலும் மென்தசைகள் உள்ளன. இவற்றை பட்ஸ் வைத்து சுத்தப்படுத்தக் கூடாது. தும்மல் மூலம் சுவாசப் பாதை சுத்தமாகும். எனவே, தனியாக சுத்தப்படுத்த வேண்டிய அவசியமில்லை. மூக்கில் இருந்து சளி வெளியேற்றப்படாமல் இருந்தால், ஈரமான பஞ்சால் மூக்கைத் துடைக்கலாம். வெளிப்பக்க காதை மட்டுமே சுத்தப் படுத்தப்பட வேண்டும்.

முடி

குளிக்க வைக்கும்போது குழந்தையின் தலையையும் அலச வேண்டும். கால்பந்தை பிடிப்பதுபோல் குழந்தையைப் பிடித்துக்கொண்டு, தலையில் துணியை மடித்துக் கட்டி பிறகு அலசுவது சுலபமாக இருக்கும். குழந்தை சோப்பு அல்லது ஷாம்புவைப் பயன்படுத்தலாம். தலைக்கு எண்ணெய் தேய்க்கக் கூடாது.

சருமம்

புதிய குழந்தையின் சருமம் அவ்வப்போது உலர்வாக இருக்கும். மணிக்கட்டுகளிலும், கணுக்கால்களிலும் உலர் செதில்களும் சிறு வெடிப்புகளும் தோன்றக்கூடும். இவை, சில நாள்களில் மறைந்துவிடும். எண்ணெய்யும் வேறு பிற பொருள்களையும் பயன்படுத்துவதால், சருமத்தில் பாதிப்பு கள் ஏற்படலாம்.

முதல் மாதத்துக்கு முன்புவரை குழந்தையின் வியர்வை நாளங்கள் செயலாற்றத் தொடங்கி இருக்காது. ஆகவே, வெப்பமான நிலையில் இருந்தும் அளவுக்கு அதிகமான உடைகளை உடுத்துவதில் இருந்தும் குழந்தை பாதுகாக்கப் பட வேண்டும்.

வெப்பமான சூழ்நிலைகளில் இறுக்கமான ஆடைகள் படும் இடங்கள் மற்றும் வெய்யில் படும் இடங்களான முகம், கழுத்து மற்றும் சருமத்தின் மேற்பகுதிகளில் வியர்க்குருக்கள் தோன்றக்கூடும். குறைவான ஆடை அணிவித்தல் மற்றும் குளிர்ச்சியான சிதோஷ்ண நிலை ஆகியவை இப்பிரச்னை யில் இருந்து மீள உதவும்.

புட்டங்கள்

குழந்தையின் சிறுநீரில் உள்ள உப்புடன் பாக்டீரியாக்களின் எதிர்வினையால் டயாபர் ராஷ் (சிறுநீரை உறிஞ்சுவதற்கான பஞ்சு அல்லது பருத்தித் துணி) எனப்படும் அலர்ஜி புண்கள் உண்டாகக் கூடும். டயாபர் பகுதிகளைச் சுத்தமாகவும் உலர்வாகவும் வைப்பதுதான் இப்பிரச்னை வராமல் தடுக்கும் முக்கிய வழியாகும்.

அழுக்கான, ஈரமான டயாபர்களை மாற்றுவதில் கவனக் குறைவாக இருக்காதீர்கள். அந்தப் பகுதிகளைப் பாதுகாக்க குழந்தைகளுக்கான எண்ணெய்களைப் பயன்படுத்த லாம்.

குழந்தையின் சிவந்து வீங்கிய புட்டப் பகுதியைத் தினமும் பலமுறை காற்றிலும் வெளிச்சத்திலும் திறந்துவைக்கலாம். மற்றபடி, குழந்தையைத் துணியால் சுற்றிப் பராமரிப்பதில் கவனம் செலுத்த வேண்டும். வெந்நீரில் டயாபரைக் கொதிக்க வைப்பதால் பாக்டீரியாக்கள் அழிக்கப்படுகின்றன. தோலில் ஏற்படும் பாதிப்புகளைக் குணப்படுத்த இது இன்னொரு வழி.

சலவைக் கட்டிகளால் டயாபரைத் துவைத்த பிறகு, அவற்றை சுத்தமாக அலசாவிட்டால் சோப்பில் உள்ள ரசாயனப் படிவங்களால் அழற்சி மற்றும் எரிச்சல் ஏற்பட லாம். எனவே, டயாபரை நன்றாக அலசுவதில் அதிக அக்கறை செலுத்தவேண்டும்.

டயாபரை மாற்றுதல்

1. அழுக்கான டயாபரைக் கழற்றிவிட்டு, அதில் ஒட்டிக் கொண்டிருக்கும் அசுத்தத்தை நன்றாகத் துடைத்து எடுக்கவேண்டும்.
2. பிறப்பு உறுப்பையும், புட்டத்தையும் துணியாலும், இளஞ்சூடன தண்ணீர், லோஷன் அல்லது எண்ணெய் ஆகியவற்றால் சுத்தமாக்கவும். பெண் குழந்தை என்றால், கீழ்ப்புறத்தை முன் பக்கத்தில் இருந்து பின்பக்கமாக சுத்தப்படுத்தவேண்டும். அப்போது தான், பெண்ணுறுப்பு அல்லது சிறுநீர்ப்பையைக் கிருமிகள் தாக்காது. குழந்தை யின் கீழ்ப்பகுதியை வேகமாகவும், முழுமையாகவும் சுத்தப்படுத்துவது சுலபமாக இருக்கும்.
3. டயாபரை மடித்து வையுங்கள். இன்னொரு டயா பரைத் தயாராக வைத்திருப்பது நல்லது.
4. கைகள் முழுவதையும் சோப்பு போட்டுக் கழுவுங்கள்.

டயாபரை சுத்தப்படுத்தலும், கிருமி நீக்கம் செய்தலும்

1. டயாபரில் உள்ள திடக்கழிவுகளை கழிப்பறைக்குள் போட்டுவிட்டு, நீரில் தாராளமாக அலசுங்கள்.
2. மூடியிடப்பட்ட ஒரு பிளாஸ்டிக் பக்கெட்டில் நீர் நிரப்பி போதுமான அளவு சலவைத்தூள் அல்லது திரவ சோப்பை ஊற்றித் தயாராக வைத்திருங்கள். சரியாகச் செய்ய சொல்லப்பட்டுள்ள வழிமுறையைப் பின் பற்றுங்கள்.
3. ஒவ்வொரு நாள் பயன்படுத்திய டயாபரையும் நல்ல சூடான நீரில் சுத்தமாக அலசுங்கள்.

குழந்தையின் தொப்புள் பராமரிப்பு

குழந்தை பிறந்த உடனே நஞ்சுக்கொடியின் ஒரு சிறுபகுதியை விட்டுவிட்டு மீதி வெட்டப்படும்.

தொப்புள் கொடியை உலர்வாகவும், நோய்த்தொற்று இல்லாமலும் கவனிக்க வேண்டும். தொப்புள்கொடி ஆறும்வரை குழந்தையைத் தண்ணீர்த் தொட்டியில் வைத்து

குளிப்பாட்டக் கூடாது. வெளிப்புறக் காற்று படுவதாலேயே தொப்புள் கொடி உலர்ந்துவிடுவதால், அதற்காக மருந் திட்டுக் கட்டுவது அவசியமற்றது.

கொடி முழுமையாகப் பிரியும் முன்பு, அதை நீங்களாகவே பிரிக்கக் கூடாது. வெட்டப்பட்ட கொடிப் பகுதியில் ஏதேனும் சிவந்து தடித்திருந்தால் அல்லது துர்நாற்றத்துடன் கசிவு ஏதேனும் இருந்தால், மருத்துவரிடம் காட்ட வேண்டும்.

குழந்தை பிறந்த ஐந்து முதல் எட்டாவது நாளிலேயே தொப்புள் கொடி பிரிந்துவிடுவது வழக்கம். சிலவேளை களில் பன்னிரண்டு முதல் பதினான்கு நாள்கள்வரை பிரியாமலும் இருக்கலாம். கொடி இற்று விழும்போது, தொப்புளில் கொஞ்சம் அழுத்தம் குறைந்து, அழற்சி இருந்ததற்கான தடம் எதுவும் இல்லாமல் சரியாகிவிடும்.

குழந்தையின் எடையைப் பதிவுசெய்து வைத்தல்

பேற்றுக்குப் பிறகு குழந்தையை எடைபோட வேண்டும். மருத்துவரைப் பார்க்கச் செல்லும்போதெல்லாம் எடை போடுவதை வழக்கமாக்கிக்கொள்ள வேண்டும். பிறந்த நேரத்தைவிட திடீரென எடை குறைந்து காணப்படுவது இயல்பு. குறைவான ஊட்டச்சத்து, பால் அருந்தாமை, அதிகமாக சிறுநீர் கழித்தல் போன்றவை இதற்குக் காரணமாக இருக்கலாம். குழந்தை சாப்பிட ஆரம்பித்ததும் எடை தானாகக் கூடிவிடும்.

தூங்கும் நியதி

குழந்தை நலமாகவும், சுகமாகவும் இருந்தால், வழக்கமாக நீண்ட நேரம் தூங்கும். பசி அல்லது அசவுகரியமான நிலை ஏற்படும்போது அழும். 24 மணி நேரத்தில் 20 மணி நேரம் வரை தூங்கும். தூங்கும் குழந்தைக்கு இடையூறு செய்யக்கூடாது.

குழந்தைக்கு மெல்லிய ஆடையைப் போர்த்தி, கதகதப்புடன் இருக்குமாறு பார்த்துக்கொள்வது நல்லது. குழந்தை விழித்து எழுந்ததும் வேறு பக்கமாகத் திருப்பிப் படுக்கவைக்க வேண்டும். குழந்தையைக் கவிழ்த்து படுக்கவைக்கக் கூடாது. இது, குழந்தைக்கு எதுக்களிப்பு நேர்ந்தால் தரையில் முகநாடி முட்டிக்கொள்ளும் நிலையை உண்டாக்கும்.

அழுதல்

உடை உடுத்தி, கதகதப்பான தொட்டிலில் படுக்க வைத்த பிறகு, படுக்கையை நனைத்தல், பசி, நோய், வேறு சில காரணங்களைத் தவிர, பொதுவாக குழந்தை அழுவதில்லை. குழந்தையின் நிலைமையையும், அதன் தேவைகளையும் அழுகையின் தன்மையில் இருந்தே வேறுபடுத்தி அறியக் கற்றுக்கொள்ள வேண்டும்.

குழந்தை எந்த சூழல்களில் அழுகிறது?

எரிச்சலுடன், பசியுடன் இருப்பதை உணர்த்தும் அழுகை:

வாயில் விரல்களை வளைத்து வைத்துக்கொண்டு, மிகுந்த சத்தமாக அழுவதை வைத்து இதை எளிதில் கண்டுபிடித்து விடலாம்.

எரிச்சலுடன், அஜீரணக் கோளாறுடன் இருப்பதை உணர்த்தும் அழுகை:

பச்சையாக மலம் கழிப்பதையும், அதைத் தொடர்ந்து வாயு பிரிவதையும் அடுத்து குழந்தை அழுவதையும் வைத்து தெரிந்துகொள்ளலாம்.

உரக்க சத்தமிட்டு, கைகால்களை உதைத்துக்கொண்டு அடம்பிடித்து அழுதல்:

குழந்தைக்கு வயிற்றுவலி போன்றவை இருப்பதை உணர்ந்துகொள்ளலாம்.

விந்தையாக, வீறிட்டு சத்தத்தோடு அழுதல்:

குழந்தைக்கு அடிபட்டிருக்கக்கூடும். மருத்துவரை உடனடியாகப் பார்ப்பது சிறந்தது.

தனது தேவைகளைத் தெரிவிக்கும் குழந்தையின் வழக்கமான முறையில் ஏதேனும் வேறுபாடுகள் இருக்கிறதா என்பதை அடையாளம் காணவேண்டும். தனது தேவைகளைப் பிறருக்கு தன்னுடைய தோரணை, மற்றும் தனது குரல் மூலமாக மட்டுமே பிறந்த குழந்தை தெரிவிக்கிறது. எனவே, தாய் தன்னுடைய குழந்தையின் சிணுங்கலைப் புரிந்து கொள்வது மிகவும் அவசியம்.

சிறுநீர் கழித்தல்

பிறக்கும்போதோ அல்லது பிறந்த உடனேயோ குழந்தை சிறுநீர் கழித்துவிடுகிறது. ஆனால், அந்தச் செயல்பாடு பல மணி நேரங்களுக்கு அடக்கிவைக்கப்படலாம்.

ஆயினும், குழந்தை 24 மணி நேரத்துக்குள் சிறுநீர் கழிக்கா விட்டால் உடனடியாக மருத்துவரிடம் தெரிவித்துவிட வேண்டும்.

சிறுநீர்த்தாரையின் கீழ்ப்பகுதி நுனியில் ஏதேனும் அடைப்பு இருக்கிறதா என்பதை அவர் சரிபார்க்க வேண்டி யிருக்கும். பிறந்த இரண்டு மூன்று நாள்களுக்குப் பிறகு தினந்தோறும் பத்து முதல் பதினைந்து முறை குழந்தை சிறுநீர் கழிக்கிறது.

மலம் கழித்தல்

பிறந்த முதல் அல்லது இரண்டாவது நாள் வாக்கில் காட்டு மலம் வெளியேறுகிறது. குழந்தைக்குத் தாய்ப்பால் ஊட்டப் படுகிறதா அல்லது முறைப்படுத்தப்பட்ட உணவு முறை பின் பற்றப்படுகிறதா என்பதைப் பொறுத்து மலத்தின் தன்மை வித்தியாசப்படுகிறது.

பிறந்த குழந்தை, தனது முதல் மலத்தை பிறந்த 12 மணி நேரத்துக்குள் கழித்துவிடும். எல்லா குழந்தைகளுமே முதல் 24 மணி நேரத்தில் வழக்கமாக மலம் கழிக்கும். இந்த நேரத்துக்குள் மலம் கழிக்காவிட்டால், ஆசனவாயில் அடைப்போ, குடல் அடைப்போ இருக்கலாம். குழந்தையை உடனடியாகக் கவனித்து அடைப்பை மருத்துவர் மூலம் சரிப்படுத்தவேண்டும்.

பிறந்த சுமார் ஐந்தாவது நாளில் இருந்து குழந்தை தினமும் சுமார் நான்கு முதல் ஆறு முறை மலம் கழிக்கும். குழந்தை வளர ஆரம்பிக்கும்போது, இந்த எண்ணிக்கை தினமும் ஒன்று முதல் இரண்டு முறையாகக் குறையும்.

குழந்தையின் மலத்தில் நீர் அதிகமாகக் கலந்திருந்தால், பச்சை நிறமாக இருந்தால், அதிக சளி சேர்ந்திருந்தால், இரைப்பை காற்றேற்றம் இருக்கக்கூடும். குழந்தை மருத்துவரிடம் பரிசோதித்துக்கொள்வது நல்லது.

பிறந்த நேரத்தில் நோய்த் தடுப்பு செய்தல்

குழந்தைகள் பிறந்தவுடன் பிசிஜி, ஓரல் போலியோ, ஹெபடைடிஸ்-பி ஆகிய மருந்துகள் கொடுக்கப்படு கின்றன. இவை பாதுகாப்பானவை. உடனடியாக எதிர் விளைவை உண்டாக்காதவை. சில மருத்துவர்கள், நோய்த் தடுப்பு மருந்துகளை சிறிது இடைவெளிக்குப் பிறகு தேர்வு செய்கிறார்கள்.

குழந்தைப் பிறப்பை பதிவுசெய்தல்

மருத்துவமனையிலோ, நர்சிங் ஹோமிலோ குழந்தை பிறந்திருந்தால், பிறப்பைப் பற்றிய முழு விவரத்தையும் மருத்துவமனையில் இருந்து வீடு திரும்பும்போது மறக்காமல் வாங்கி அவற்றை அருகில் உள்ள உள்ளூர் நகராட்சியின் பிறப்புப் பதிவு அலுவலகத்தில் பதிவு செய்து கொள்ள வேண்டும்.

ஆரோக்கியமான வாழ்க்கைக்கு அடிப்படை, உடலையும் சுற்றுப்புறத்தையும் சுகாதாரமாக வைத்துக்கொள்வது என்பதைக் கேள்விப்பட்டிருப்பீர்கள். அது மட்டுமல்ல, ஒவ்வொரு செயலுக்கும் உங்கள் மருத்துவரைச் சார்ந்து அவரது ஆலோசனைப்படி நடப்பதுதான் ஆரோக்கியமான வாழ்க்கைக்கு அடிப்படை என்பதையும் உணர்ந்து கொள்ளுங்கள்.

பிற்சேர்க்கை

ஜனவரி

ஜனவரி	1	2	3	4	5	6	7	8	9	10
அக்டோபர்	8	9	10	11	12	13	14	15	16	17
ஜனவரி	11	12	13	14	15	16	17	18	19	20
அக்டோபர்	18	19	20	21	22	23	24	25	26	27
ஜனவரி	21	22	23	24						
அக்டோபர்	28	29	30	31						
ஜனவரி	25	26	27	28	29	30	31			
நவம்பர்	1	2	3	4	5	6	7			

பிப்ரவரி

பிப்ரவரி	1	2	3	4	5	6	7	8	9	10
நவம்பர்	8	9	10	11	12	13	14	15	16	17
பிப்ரவரி	11	12	13	14	15	16	17	18	19	20
நவம்பர்	18	19	20	21	22	23	24	25	26	27
பிப்ரவரி	21	22	23							
நவம்பர்	28	29	30							
பிப்ரவரி	24	25	26	27	28					
டிசம்பர்	1	2	3	4	5					

மார்ச்

மார்ச் டிசம்பர்	1 6	2 7	3 8	4 9	5 10	6 11	7 12	8 13	9 14	10 15
மார்ச் டிசம்பர்	11 16	12 17	13 18	14 19	15 20	16 21	17 22	18 23	19 24	20 25
மார்ச் டிசம்பர்	21 26	22 27	23 28	24 29	25 30	26 31				
மார்ச் ஜனவரி	27 1	28 2	29 3	30 4	31 5					

ஏப்ரல்

ஏப்ரல் ஜனவரி	1 6	2 7	3 8	4 9	5 10	6 11	7 12	8 13	9 14	10 15
ஏப்ரல் ஜனவரி	11 16	12 17	13 18	14 19	15 20	16 21	17 22	18 23	19 24	20 25
ஏப்ரல் ஜனவரி	21 26	22 27	23 28	24 29	25 30	26 31				
ஏப்ரல் பிப்ரவரி	27 1	28 2	29 3	30 4						

மே

மே பிப்ரவரி	1 5	2 6	3 7	4 8	5 9	6 10	7 11	8 12	9 13	10 14
மே பிப்ரவரி	11 15	12 16	13 17	14 18	15 19	16 20	17 21	18 22	19 23	20 24
மே பிப்ரவரி	21 25	22 26	23 27	24 28						
மே மார்ச்	25 1	26 2	27 3	28 4	29 5	30 6	31 7			

ஜூன்

ஜூன் மார்ச்	1 8	2 9	3 10	4 11	5 12	6 13	7 14	8 15	9 16	10 17
ஜூன் மார்ச்	11 18	12 19	13 20	14 21	15 22	16 23	17 24	18 25	19 26	20 27
ஜூன் மார்ச்	21 28	22 29	23 30	24 31						
ஜூன் ஏப்ரல்	25 1	26 2	27 3	28 4	29 5	30 6				

ஜூலை

ஜூலை ஏப்ரல்	1 8	2 9	3 10	4 11	5 12	6 13	7 14	8 15	9 16	10 17
ஜூலை ஏப்ரல்	11 18	12 19	13 20	14 21	15 22	16 23	17 24	18 25	19 26	20 27
ஜூலை ஏப்ரல்	21 28	22 29	23 30	24 31						
ஜூலை மே	25 1	26 2	27 3	28 4	29 5	30 6	31 7			

ஆகஸ்டு

ஆகஸ்டு மே	1 8	2 9	3 10	4 11	5 12	6 13	7 14	8 15	9 16	10 17
ஆகஸ்டு மே	11 18	12 19	13 20	14 21	15 22	16 23	17 24	18 25	19 26	20 27
ஆகஸ்டு மே	21 28	22 29	23 30	24 31						
ஆகஸ்டு ஜூன்	25 1	26 2	27 3	28 4	29 5	30 6	31 7			

செப்டம்பர்

செப்டம்பர்	1	2	3	4	5	6	7	8	9	10
ஜூன்	8	9	10	11	12	13	14	15	16	17
செப்டம்பர்	11	12	13	14	15	16	17	18	19	20
ஜூன்	18	19	20	21	22	23	24	25	26	27
செப்டம்பர்	21	22	23							
ஜூன்	28	29	30							
செப்டம்பர்	24	25	26	27	28	29	30			
ஜூலை	1	2	3	4	5	6	7			

அக்டோபர்

அக்டோபர்	1	2	3	4	5	6	7	8	9	10
ஜூலை	8	9	10	11	12	13	14	15	16	17
அக்டோபர்	11	12	13	14	15	16	17	18	19	20
ஜூலை	18	19	20	21	22	23	24	25	26	27
அக்டோபர்	21	22	23	24						
ஜூலை	28	29	30	31						
அக்டோபர்	25	26	27	28	29	30	31			
ஆகஸ்டு	1	2	3	4	5	6	7			

நவம்பர்

நவம்பர் ஆகஸ்டு	1 8	2 9	3 10	4 11	5 12	6 13	7 14	8 15	9 16	10 17
நவம்பர் ஆகஸ்டு	11 18	12 19	13 20	14 21	15 22	16 23	17 24	18 25	19 26	20 27
நவம்பர் ஆகஸ்டு	21 28	22 29	23 30	24 31						
ஜனவரி செப்டம்பர்	25 1	26 2	27 3	28 4	29 5	30 6				

டிசம்பர்

டிசம்பர் செப்டம்பர்	1 7	2 8	3 9	4 10	5 11	6 12	7 13	8 14	9 15	10 16
டிசம்பர் செப்டம்பர்	11 17	12 18	13 19	14 20	15 21	16 22	17 23	18 24	19 25	20 26
டிசம்பர் செப்டம்பர்	21 27	22 28	23 29	24 30						
டிசம்பர் அக்டோபர்	25 1	26 2	27 3	28 4	29 5	30 6	31 7			